Dr. med. Bernhard Dickreiter

RAUS AUS DER CHRONISCHEN ERSCHÖPFUNG

DR. MED. BERNHARD DICKREITER

Raus aus der chronischen Erschöpfung

Long Covid und Chronic-Fatigue-Syndrom

verstehen und lindern

herbig

Bildnachweis
Mit 10 Grafiken von Markus Weber/Guter Punkt GmbH & Co KG, München, *www.guter-punkt.de* (Seiten 18, 42, 45, 48, 50, 53, 54, 56, 114, 164)
Mit 1 Illustration von Adobe Stock (Seite 16 © L. Darin); 1 Illustration Kosmos Verlag (S. 15).

Impressum
Umschlaggestaltung von Gramisci Editorial Design, München/Claudia Geffert, unter Verwendung eines Fotos von Adobe Stock/contrastwerkstatt

Gedruckt auf chlorfrei gebleichtem Papier

ISBN 978-3-96859-062-2
Projektleitung: Nicole Janke
Redaktion und Lektorat: Ulrike Burgi, Köln, *lektorat-burgi.de*
Gestaltungskonzept, Gestaltung und Satz: VerlagsService Dietmar Schmitz GmbH, Heimstetten
Produktion: Vanessa Frömmig
Druck und Bindung: Friedrich Pustet GmbH & Co. KG, Regensburg
Printed in Germany/Imprimé en Allemagne

FSC
www.fsc.org
MIX
Papier | Fördert gute Waldnutzung
FSC® C014889

Inhalt

Eine rätselhafte Krankheit

Im Jahr 1855 erkrankt eine junge Frau lebensgefährlich am Krim-Kongo-Fieber. Sie wird diese Krankheit überstehen, aber sie wird nicht wieder gesund werden. Eine andauernde rasche Erschöpfung und chronische Müdigkeit machen aus ihr mit 38 Jahren eine Invalidin und fesseln sie fast 50 Jahre lang ans Bett. Mit 90 Jahren stirbt Florence Nightingale.

Die berühmte englische Krankenschwester (1820–1910) war wohl eine der ersten Patientinnen, bei der ein chronisches Müdigkeitssyndrom beschrieben wurde. Damals war die Bezeichnung »Chronic-Fatigue-Syndrom« in der Medizin noch nicht eingeführt, jedoch besteht angesichts des Verlaufs ihrer Krankengeschichte kein Zweifel, dass diese ungeheuer aktive Persönlichkeit durch ein Chronic-Fatigue-Syndrom zur lebenslangen Invalidin wurde.

»Seit zehn Jahren befinde ich mich in einer Verfassung, die ich als andauernd schwerkrank beschreiben würde. Dabei ist das Kuriose, dass man mir von der Erkrankung kaum etwas ansieht.« So äußerte sich Saranda T. in einem Interview, das ich anlässlich dieses Buches mit ihr geführt habe. Das chronische Leiden der heute 52-Jährigen begann vor zehn Jahren infolge einer akuten Epstein-Barr-Virus-Infektion. Nach einer langen Odyssee von Arzt zu Arzt wurde bei ihr das Chronic-Fatigue-Syndrom diagnostiziert. Ihre körperliche und geistige Leistungsfähigkeit ist massiv eingeschränkt – mittlerweile so sehr, dass sie ihre Wohnung nur selten verlassen kann und an manchen Tagen kaum noch aus dem Bett kommt.

Florence Nightingale und Saranda T. – über ein Jahrhundert hinweg teilen die beiden Frauen dasselbe Schicksal. Denn obwohl ihre Krankheit schon so lange bekannt ist, gibt sie der Medizin bis heute viele Rätsel auf.

»Meine dringendste Frage ist«, sagt Saranda T., »ob ich jemals wieder gesund werde und ein normales Leben führen kann. Eine Antwort darauf konnte mir bisher niemand geben.«

Während meiner früheren Tätigkeit als Chefarzt einer internistisch-orthopädisch-neurologischen Rehabilitationsklinik nahmen wir multimorbide (vielfacherkrankte) Patient:innen zum Beispiel nach Schlaganfall, Hüftoperationen oder Herzinfarkt zur stationären Behandlung auf. Die Begleitdiagnosen psychovegetative Erschöpfung, Depression oder Burnout-Syndrom kamen bei diesen Patient:innen oft vor. Die Diagnose Chronic-Fatigue-Syndrom jedoch so gut wie nie.

In unserem Klinik-Team hatten alle schon von diesem Krankheitsbild gehört, aber so richtig etwas damit anfangen konnte eigentlich keiner. Lediglich unsere Psychologin vermutete ab und zu bei einer Patientin oder einem Patienten ein Chronic-Fatigue-Syndrom. Während der gemeinsamen Klinikkonferenzen überraschte sie uns dann in der Patientenbesprechung mit Aussagen wie: »Frau Schulze leidet nicht primär an einer Depression oder an einer psychovegetativen Erschöpfung, sondern sehr wahrscheinlich an einem Chronic-Fatigue-Syndrom.« Diese von der Psychologin vermutete Diagnose wurde von uns Ärzt:innen zur Kenntnis genommen, ohne dass daraus unsererseits jedoch irgendwelche medizinischen Konsequenzen gezogen wurden.

Rückblickend waren wir im Kollegenkreis damals bei der Diagnose Chronic-Fatigue-Syndrom nahezu einheitlich der Auffassung: »Wer müde ist und lange genug eine Auszeit bekommt, der gelangt auch wieder zu Kräften. Oder es wird schlimmer, sodass bei dem Patienten irgendwann eine sehr schwere und ernste Erkrankung zum Vorschein kommt.« Aus diesem Grund gewährten wir den Betroffenen meist durch eine Verlängerung der Arbeitsunfähigkeit oder gar durch eine Zeitberentung eine längere Auszeit. Die Herausnahme aus dem Arbeitsprozess war mit der Vorstellung und der Prognose verbunden, dass es danach doch von selbst wieder aufwärtsgehen müsse. Doch mit dieser Einschätzung lagen wir schlicht und ergreifend falsch. Wir taten damit sowohl den betroffenen Patient:innen als auch der aufmerksamen Psychologin unrecht.

Unser Umgang mit den Chronic-Fatigue-Syndrom-Patient:innen war leider nicht ungewöhnlich, sondern an der Tagesordnung, und nach meinen Recherchen hat sich bis heute kaum etwas zum Besseren gewendet. Das Chronic-Fatigue-Syndrom wurde und wird in der Medizin selten als eigenständige Krankheit erkannt und ernst genommen. Patient:innen berichten, dass sie jahrelang als psychosomatisch erkrankt eingestuft und dementsprechend behandelt wurden, bis sie nach intensiven Recherchen an einen Arzt oder eine Ärztin gelangten, die sich mit diesem Krankheitsbild auskannte und die Diagnose Chronic-Fatigue-Syndrom stellen konnte. Dass sie so lange darauf warten mussten, ist dem Umstand in der Medizin geschuldet, dass eine chronische Müdigkeit ohne körperliche Befunde nach wie vor weitgehend den Psycholog:innen und Psychiater:innen überlassen wurde und noch wird.

Da der überwiegende Teil der Ärzt:innen für organische Störungen ausgebildet ist, verwundert es nicht, dass sie mit dieser Krankheit, bei der bisher keine organischen Störungen erkannt wurden, wenig anfangen können. Erschwerend kommt bei den Chronic-Fatigue-Syndrom-Patient:innen hinzu, dass die Vielzahl ihrer unspezifischen Beschwerden organisch schlecht einzuordnen ist. Diese für eine Diagnostik und Behandlung schon schwierige Situation, wird für die Patient:innen noch dahingehend verschlechtert, dass Müdigkeit als Hauptsymptom für die meisten Ärzt:innen wenig nachvollziehbar ist. Dem Symptom Müdigkeit liegt immer ein subjektives Empfinden zugrunde, das kaum objektiviert werden kann. Klagt jemand anhaltend über eine bleierne Müdigkeit, so gilt es als normal und verständlich, dass man ihm zu einer entsprechenden Auszeit rät. Aber genau dieser gut gemeinte Ratschlag bringt den Patient:innen mit einem Chronic-Fatigue-Syndrom keinerlei Besserung.

Die gängige Einstellung in unserer Gesellschaft lautet: »Wer müde und erschöpft ist, muss sich erholen und wird dann wieder leistungsfähig.« Deshalb werden die Betroffenen regelmäßig mit dem Satz konfrontiert: »Ruhe dich mal ordentlich aus, und danach geht es wieder aufwärts mit dir.« So verhält es sich im Normalfall. Gerade das trifft jedoch für die Chronic-Fatigue-Syndrom-Patient:innen nicht zu. Ihr Zustand verhält sich nach leichten Anstrengungen und nach Schlafzeiten gegen die bekannte Logik: Sie regenerieren sich durch Schlaf kaum oder gar nicht mehr.

Mit der bisherigen Betrachtung und Herangehensweise an das Chronic-Fatigue-Syndrom bleibt den Ärzt:innen nur eine wenig erfolgreiche und meist unbefriedigende Symptombehandlung. Deshalb sind nicht nur viele Betroffene, sondern auch sehr viele Ärzt:innen von der derzeitigen Diagnostik und Behandlung des Chronic-Fatigue-Syndroms frustriert.

Aber nicht nur die medizinische Situation dieser Patient:innen liegt im Argen, sondern auch die soziale. Ihr Leiden führt oft zu einschneidenden Einschränkungen im beruflichen und privaten Leben. Mehr als die Hälfte von ihnen bleibt für immer arbeitsunfähig, und lediglich knapp ein Drittel kehrt nach einem Chronic-Fatigue-Syndrom wieder in den angestammten Beruf zurück. Aufgrund einer ausgeprägten Schwäche können nahezu ein Viertel der Chronic-Fatigue-Syndrom-Patient:innen ihre Wohnung nicht mehr allein verlassen und dadurch nicht mehr selbstständig am öffentlichen Leben teilnehmen. Einige von ihnen sind auf Dauer bettlägerig und auf Pflege angewiesen.

Da sich die Forschung nur spärlich mit dem Chronic-Fatigue-Syndrom beschäftigte, gibt es für die Betroffenen bis heute nur wenig Hoffnung auf eine Besserung ihrer Situation. Das wenige Interesse der Forschung lag sicher daran, dass sich in Deutschland die Fallzahlen bislang nur auf ca. 300 000 und weltweit nur auf ca. 17 Millionen beliefen. In der Medizin stellt das eine kleine Gruppe an Patient:innen dar. Doch ausgerechnet durch die Corona-Pandemie können Chronic-Fatigue-Syndrom-Patient:innen wie Saranda T. wieder Hoffnung schöpfen. Denn das neu hinzugekommene Long-Covid-Syndrom entspricht den Kriterien des Chronic-Fatigue-Syndroms: Es ist eine Krankheit mit einer raschen Erschöpfung, einer chronischen Müdigkeit und einer Vielzahl an unspezifischen Symptomen.

Zusammen mit der Zahl der Long-Covid-Syndrom-Patient:innen erhöhte sich in Deutschland die Fallzahl des Chronic-Fatigue-Syndroms in kürzester Zeit um das Drei- bis Vierfache auf ca. 1,2 Millionen. Mit diesem Anstieg rückten die Probleme der medizinischen Versorgung dieser Patient:innen endlich in den Fokus der Medizin.

Auch in den Rehakliniken nahmen die Einweisungen mit der Diagnose Long-Covid-Syndrom sprunghaft zu. Ein Psychologe, der in der Rehabilitation schon lange Chronic-Fatigue-Syndrom-Patient:innen behandelte und im Long-Covid-Syndrom die gleichsinnige Erkrankung erkannte, wandte sich mit der Bitte um ein Gespräch an mich. Er hatte in einem meiner Bücher gelesen, was ich über Evolutionsbiologie, Zellbiologie und Systembiologie geschrieben hatte. Dies hatte ihn in seiner Annahme bestätigt, dass bei dieser Erkrankung körperliche Störungen eine erhebliche Rolle spielen.

Als Chefarzt in der Rehabilitation hatte ich es mit vielfach (multimorbiden) Erkrankten zu tun. Um diesen Patient:innen gerecht zu werden, war es für mich unabdingbar, mir tiefgründige Kenntnisse der modernen Biologie anzueignen. Schließlich bedeutet Biologie: die Logik des Lebens. Das Gespräch mit dem Psychologen über das Chronic-Fatigue-Syndrom und besonders sein Hinweis auf eine körperliche Störung weckten sofort mein Interesse, und ich vertiefte mich in das Thema. Mit der Zeit wurde mir bewusst, dass bei dieser Erkrankung die körperliche Störung auf Zellebene und insbesondere in einem Zellenergie-Defizit-Syndrom zu finden ist. Es muss in der universitären Medizin endlich mehr beachtet werden, dass es die Zellen sind, die uns jegliche Form von Leistung ermöglichen. Doch auch sie ermüden und benötigen eine ausreichende Regenerationszeit.

Die Biologie befähigt uns, einige dringende Fragen rund um das Chronic-Fatigue-Syndrom und um das gleichartige Long-Covid-Syndrom schlüssig zu beantworten. Mit diesem Buch möchte ich die biologischen Hintergründe dieser Erkrankung aufzeigen. Doch beginnen wir zuerst mit einer völlig normalen Reaktion unseres Körpers auf Leistung: Müdigkeit.

Die Bedeutung von Erschöpfung und Müdigkeit

Erschöpfung und Müdigkeit sind zunächst ganz normale, nicht krankhafte Körperreaktionen. Sie treten infolge von körperlichen und geistigen Anstrengungen auf, wie zum Beispiel nach einer langen Wanderung. Von den Muskelzellen wurde mehr Energie verbraucht, als nachgebildet werden konnte, und diese Schieflage erzeugt in den Muskelzellen einen Mangel an Energie: Wir fühlen uns müde und erschöpft. Während eines anschließenden erholsamen Schlafs wird der Energiehaushalt der Zellen wieder ausgeglichen, und wir erlangen unsere volle Leistungsfähigkeit zurück. Denn im Schlaf schaltet unser Körper um von Leistung und Energieverbrauch – Sympathikus – auf vermehrte Energiebildung und Regeneration – Parasympathikus. Anstrengungen und eine dadurch hervorgerufene Müdigkeit sind also keine Gegensätze, sondern bedingen sich gegenseitig: Vollbrachte Arbeit macht müde, und der Schlaf danach macht wieder fit. Normalerweise. Doch was passiert, wenn dieser natürliche Rhythmus gestört wird?

Funktioniert das Umschalten von Sympathikus auf Parasympathikus in der Nacht über längere Zeit nicht, hat das dramatische Folgen: Unseren Körperzellen steht immer weniger Energie zur Verfügung. Wir fühlen uns dauerhaft müde und erschöpft.

Einer der weitverbreitetsten Gründe für das nicht mehr natürliche Umschalten von Sympathikus auf Parasympathikus während der Nachtruhe ist eine andauernde Stressbelastung. Permanenter Stress bewirkt sowohl über den Tag als auch über die Nacht eine Daueraktivierung des Sympathikus. Unser Zellstoffwechsel befindet sich auch nachts in einem katabolen – verbrauchenden – Modus. Die dringend nötige Energiebildung und Regeneration der Körperzellen fallen weitgehend aus. Der Schlaf ist nicht erholsam. Oder anders: Wir schlafen, regenerieren aber nicht.

Doch nicht nur permanenter Stress verhindert einen erholsamen Schlaf, sondern auch nächtlicher Lärm oder ein Mangel an Schlaf durch zu spätes Ins-Bett-Gehen. Weiterhin können krankhafte Veränderungen wie nächtliche Atemstillstände – ein Schlafapnoe-Syndrom – oder sehr starke Schmerzen den erholsamen Schlaf beeinträchtigen. Nach statistischen Erhebungen klagen nahezu 80 Prozent der Menschen in Deutschland über einen schlechten oder mit einer Dauer von unter sieben Stunden über zu wenig Schlaf. Sehr viele von ihnen leiden tagsüber unter Beschwerden wie Tagesmüdigkeit, Leistungsminderung, Erschöpfung und Reizbarkeit. Diese Beschwerden, die in der Medizin als Symptome bezeichnet werden, sind Alarmsignale unseres Körpers, dass in ihm etwas aus dem Gleichgewicht geraten ist. Werden diese Signale dauerhaft missachtet und ihre Ursachen nicht beseitigt, führt dies unausweichlich in eine Erkrankung.

Generell sind Symptome also Hinweise unseres Körpers, die wir verstehen und auf die wir mit entsprechenden Verhaltensänderungen reagieren sollten. Müdigkeit ist daher ein notweniges Symptom, das uns darauf hinweist, baldigst in die Ruhephase überzutreten und zu regenerieren, denn ein ausgeglichener Energiehaushalt der Zellen spielt Tag und Nacht eine entscheidende Rolle für unsere Gesundheit. So produziert das Immunsystem bei einer Grippe zum Beispiel spezielle Botenstoffe, die stark dämpfend auf das Gehirn einwirken und uns über längere Zeit sehr schläfrig machen. Wir werden gewissermaßen außer Gefecht gesetzt, um unnötige Aktivitäten zu vermeiden und den Energiehaushalt zu stabilisieren. Die eingesparte Energie steht somit dem Immunsystem zur Steigerung der Abwehrkraft zur Verfügung. Sie sehen: Unser Organismus setzt seine Energieressourcen sehr ökonomisch ein.

Letztlich geht es auch beim Thema Müdigkeit primär um Energie, genauer gesagt, um Zellenergie. Wird die Energiebilanz immer wieder ausgeglichen, so entstehen keine gesundheitlichen Probleme. Eine Müdigkeit nach körperlichen oder geistigen

Belastungen zeigt uns die Grenzen der Belastbarkeit auf. So schützt sie uns vor einer krankmachenden Überlastung.

Müdigkeit verliert jedoch ihren Sinn, wenn sie übergeht in eine chronische Müdigkeit. Sie ist dann Anzeichen einer gesundheitlichen Störung oder einer manifesten Erkrankung. Tritt sie im Rahmen einer Krankheit wie zum Beispiel Krebs oder Multipler Sklerose auf, wird sie »Fatigue« genannt. Finden sich jedoch keine Krankheiten, die die chronische Müdigkeit erklären, wird sie in der Medizin mit Diagnosen wie psychovegetatives Erschöpfungssyndrom, chronisches Müdigkeitssyndrom, Burnout-Syndrom oder Chronic-Fatigue-Syndrom belegt. Alle diese Diagnosen haben eines gemeinsam: Bisher fehlt ihnen in der Medizin im Wesentlichen die Anerkennung, dass sie ebenso auf einer körperlichen Störung beruhen und nicht ausschließlich als psychische Störung zu betrachten sind. Einen weiteren, entscheidenden gemeinsamen Nenner stellt die negative Energiebilanz der Zellen dar.

Bei all diesen bisher primär als psychisch eingestuften Erkrankungen unterscheiden sich jedoch die jeweiligen Ursachen für eine negative Energiebilanz. Da bei ihnen die Zellenergie also eine sehr zentrale Rolle spielt, müssen wir uns jetzt zuerst einmal anschauen, was Zellenergie ist, wie sie in den Zellen produziert wird und welche vielfältigen Aufgaben die Zellen damit für unsere Gesundheit ausführen.

Unsere Zellenergie: entscheidend für Vitalität, Gesundheit oder Krankheit

Trotz der existenziellen Bedeutung der Energie, insbesondere der Zellenergie, kommt dieses Thema in der Medizin selten zur Sprache. In der Physik versteht man unter Energie die Fähigkeit, Arbeit zu verrichten, Wärme abzugeben oder Licht abzustrahlen. Und genau das geschieht in unseren Zellen. Sie sind gewissermaßen permanent am Arbeiten und halten uns dadurch lebendig. Aber mit welcher Energie arbeiten die Zellen?

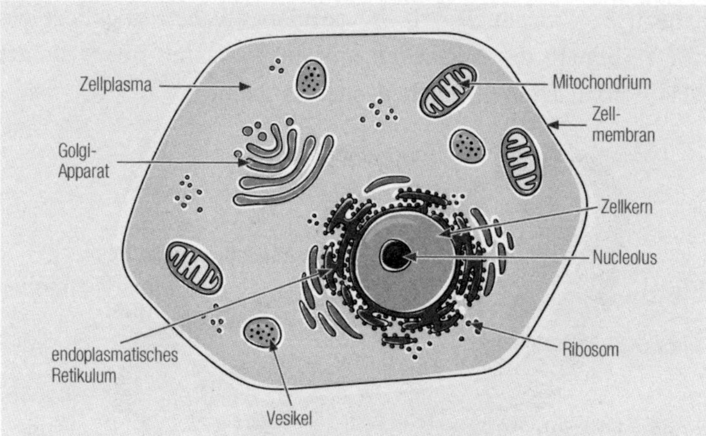

Schematische Darstellung einer Zelle

In erster Linie verwenden die Zellen eine chemische Energieform, durch die alle Arbeitsprozesse bewältigt werden. Sie arbeiten nahezu ausschließlich mit der chemischen Energieform »Adenosintriphosphat« (ATP). Das ATP ist eine chemische Verbindung (Molekül), mit der jede Körperzelle ihre Aufgaben verrichtet. Dieses Prinzip hat sich in der Evolution bewährt, und so arbeiten von den einzelligen Bakterien bis zu den Körperzellen der Tiere und der Menschen alle Zellen mit ATP. Das ATP ist also der Kraftstoff unserer Zellen. Ihre Leistungsfähigkeit und letztlich auch ihr Überleben hängen unabdingbar von ausreichend ATP ab.

Zur Produktion von ATP befinden sich in jeder Zelle kleine Zellorganellen, die sogenannten Mitochondrien. Lediglich die roten Blutkörperchen (Erythrozyten) bilden hier eine Ausnahme. Sie sind die einzigen Zellen ohne Mitochondrien und gewinnen ihre Energie nur aus der Vergärung von Glukose zu Milchsäure. Die Anzahl der Mitochondrien in den Körperzellen richtet sich nach deren Energiebedarf, im Durchschnitt sind es zwei- bis dreitausend. Die höchste Anzahl mit annähernd zehntausend Mitochondrien besitzen die Nervenzellen im Gehirn, gefolgt von den Herzzellen mit etwa fünftausend. Zur Einschätzung: Der Anteil der Mitochondrien am Gesamtgewicht des Herzmuskels beträgt nahezu 35 Prozent. Durch die permanente Leistung liegt der ATP-Verbrauch der Herzzellen um ein Vielfaches höher als der ATP-Verbrauch einer Knochen- oder Hautzelle.

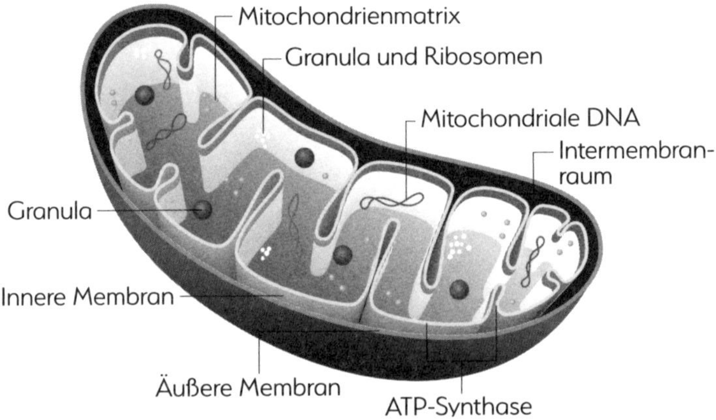

Das Mitochondrium: die Zentrale der Energiegewinnung

In den Mitochondrien werden im sogenannten Citrat-Zyklus Glukose, Fettsäuren oder Aminosäuren mithilfe von Sauerstoff komplett abgebaut und die dadurch gewonnene Energie zur Produktion von ATP verwendet. Das ATP setzt sich aus drei Bausteinen zusammen: der Nukleinbase Adenin, dem Zuckerbaustein D-Ribose und Phosphat.

Der Abbau von einem Zuckerbaustein (ein Molekül Glukose) findet mithilfe von Sauerstoff – aerobe Energiegewinnung – in den Mitochondrien statt und ergibt 38 ATP. ATP kann im menschlichen Organismus aber nur in geringem Maße gespeichert werden. Beim Abbau von ATP zur Energiegewinnung entsteht das Abbauprodukt ADP (Adenosindiphosphat). Um rasch wieder die geringen ATP-Speicher aufzufüllen, wird deshalb das ADP nicht weiter abgebaut und entsorgt, sondern rasch und fortlaufend wieder zu ATP umgewandelt. Dieser Stoffwechselkreislauf ergibt ein enormes, dauerhaftes Recycling von ADP zu ATP. Nur durch dieses Recycling ist die Menge an ATP, die jeder Mensch pro Tag produziert und verbraucht, überhaupt zu bewerkstelligen. Schließlich entspricht die tägliche Menge an benötigtem ATP etwa dem Körpergewicht des jeweiligen Menschen!

Neben der aeroben Energiegewinnung gibt es auch die anaerobe: der Abbau von einem Molekül Glukose ohne Sauerstoff außerhalb der Mitochondrien durch Vergärung in der Zelle. Diese anaerobe Energiegewinnung ergibt allerdings nur 2 ATP. Die Vergärung von Glukose stellt bei Sauerstoffmangel, bei funktionsgestörten oder komplett zerstörten Mitochondrien das sofort einsetzende Notprogramm der Zellen für eine »Ersatz-Energiebildung« dar.

Dieses Notprogramm bedeutet jedoch für die Energiegewinnung pro Molekül Glukose einen gewaltigen Absturz. Anstatt 38 ATP entstehen auf diese Weise lediglich 2 ATP und damit ca. 95 Prozent weniger Energie. In der Folge kommen zunächst die Zellen mit einem hohen Energieumsatz wie Herz- und Hirnzellen rasch in ein extremes Energiedefizit, das bis zum Absterben, also zu einem Herz- oder Hirninfarkt (Schlaganfall) führt. Aus diesem Grund ist ein Ausfall der Sauerstoffzufuhr in die Mitochondrien mit dem Leben nicht vereinbar.

Es gibt jedoch nicht nur extreme Situationen wie einen totalen Mangel an Sauerstoff oder einen kompletten Ausfall der Mitochondrien. Je nach Erkrankung sind die Defizite an Sauerstoff unterschiedlich ausgeprägt. Auch die Funktion der Mitochondrien kann durch Erkrankungen mehr oder weniger stark beeinträchtigt sein. Entsprechend unterschiedlich sind das Ausmaß des Zellenergie-Defizits und seine Auswirkungen. Geringe Defizite können noch weitgehend kompensiert werden, stärkere Defizite führen zu unterschiedlich ausgeprägten Beschwerden oder gar zum Tod.

Aber gesundheitliche Probleme dieser Art entstehen nicht nur durch eine unzureichende Versorgung der Mitochondrien mit Sauerstoff. Oft liegt dem Zellenergie-Defizit auch eine Störung der Mitochondrien selbst zugrunde. Denn sie reagieren sehr empfindlich auf Umweltgifte, auf bestimmte Medikamente, auf unterschwellige Entzündungen, auf Bewegungsmangel, auf Mikronährstoffmangel usw. Deshalb sollten bei bestimmten

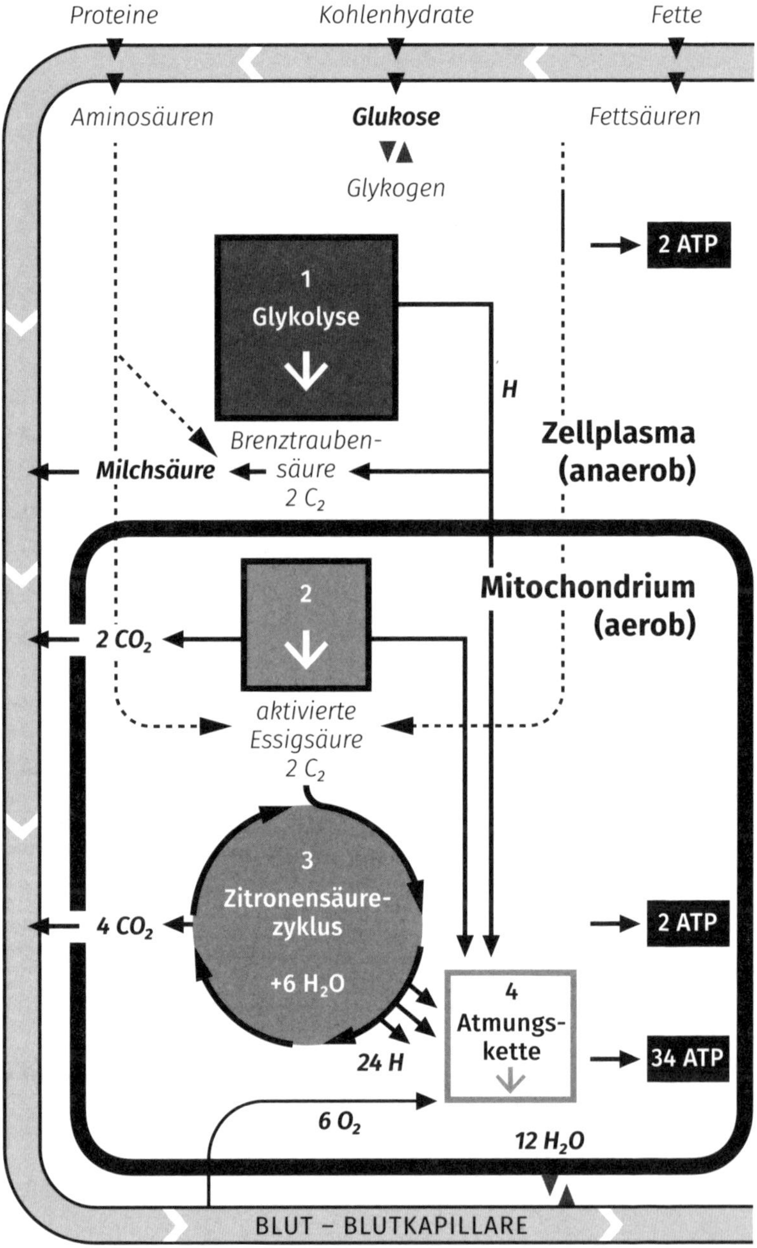

Anaerobe und aerobe (Citrat-Zyklus-) ATP-Produktion

Erkrankungen unbedingt Funktionsstörungen der Mitochondrien (Mitochondriopathien) in Betracht gezogen und abgeklärt werden.

Eine Zelle ohne ausreichend funktionstüchtige Mitochondrien ist buchstäblich wie ein Handy mit einem schwachen Akku, das sich nicht mehr voll aufladen lässt. Dieses Bild entspricht den oft vorgetragenen Schilderungen von Chronic-Fatigue-Syndrom- und Long-Covid-Syndrom-Patient:innen über ihr Krankheitsgefühl: »Mein Akku ist leer und lädt sich nicht mehr auf.« Für diese bildhafte Darstellung bietet sich in der Medizin der Begriff Zellenergie-Defizit-Syndrom an.

Das Zellenergie-Defizit-Syndrom

Der Begriff Zellenergie beziehungsweise Zellenergie-Defizit-Syndrom wird bisher in der universitären Medizin überraschend wenig in Betracht gezogen und diskutiert. Noch verharrt die vorherrschende Sicht- und Denkweise bei gesundheitlichen Problemen überwiegend in biochemischen Zusammenhängen und damit in der Verordnung von Medikamenten. In der Akutmedizin ist das unbestreitbar das richtige Vorgehen – aber bei chronischen Erkrankungen bedarf es dringend einer Erweiterung dieser Sicht- und Denkweise: Bei diesen multikausal ausgelösten Erkrankungen müssen die Erkenntnisse der modernen Biologie in die praktische Medizin Eingang finden. Schließlich löst zum Beispiel ein Mangel an Zellenergie vielfältige Beschwerden bis hin zu manifesten Erkrankungen wie dem Burnout-Syndrom, dem Chronic-Fatigue-Syndrom und dem Long-Covid-Syndrom aus.

Diese Krankheiten gehen mit einer Vielzahl von Symptomen einher, die in der Medizin als unspezifisch bezeichnet werden. Unspezifisch bedeutet: Die Auslösung oder die Ursache der Beschwerden sind unbekannt. Damit verbleibt in der Therapie jedoch nur die symptomatische Behandlung, eine ursächliche Therapie wird nicht ermöglicht. Alle diese unspezifischen

Symptome können aber sehr wohl durch ein Zellenergie-Defizit-Syndrom nachvollziehbar erklärt werden.

Jede motorische oder geistige Leistung, die wir vollbringen, ist immer eine Leistung vieler beteiligter Körperzellen. Das gilt auch für die Funktionen unserer verschiedensten Organe wie zum Beispiel die Herzfunktion, die Verdauung, die Ausscheidung und die Hormonproduktion, die ebenfalls auf funktionsfähigen Zellen beruhen. Um zu funktionieren, benötigen die Zellen – wie bereits beschrieben – ausreichend ATP. Demnach ist für die Vitalität, die Leistungsfähigkeit, die Gesundheit und für das Gesundwerden des Menschen ausreichend ATP unabdingbar.

Bei einem ATP-Mangel fährt jede Zelle zunächst ihre Funktionen herunter, sie stellt ihre Arbeit ein. Mit der Restenergie versucht sie, ihre Strukturen – die Mitochondrien, die Zellwand, den Zellkern, die Zellorganellen usw. – und damit sich selbst am Leben zu erhalten. Bei einer Verstärkung des ATP-Mangels ist zunehmend auch dieser Strukturstoffwechsel betroffen, und den Zellen droht schließlich das Absterben. Somit gibt es je nach Ausprägung des Zellenergie-Defizit-Syndroms fließende Übergänge, die von leichten Einschränkungen der Zellfunktionen bis hin zum Zelltod reichen können.

Nach wissenschaftlichen Erkenntnissen treten bis zu einem Mangel von ca. 10–20 Prozent des normalerweise zur Verfügung stehenden ATPs noch keine wesentlichen, für den Menschen bemerkbaren Probleme auf. Bei einem Mangel von mehr als 20 Prozent kommt es zunehmend zu Leistungseinbußen, zu rascher Erschöpfung, zu andauernder Müdigkeit und zu unspezifischen Symptomen. Bei einem Mangel von über 40 Prozent verspüren die Patient:innen einen massiven Leistungsabfall und eine andauernde extreme Müdigkeit sowie vielfältige weitere Beschwerden. Ein noch stärkerer Abfall von ATP über 60 Prozent hinaus ergibt gravierende Einschränkungen, durch welche die Betroffenen invalide und letztlich vom Tode bedroht sind. Diese graduellen Ausprägungen des ATP-Mangels hängen von vielen Faktoren ab, wie zum Beispiel der Schwere der Schädigung beziehungsweise des Funktionsverlustes der Mitochondrien, der Verfügbarkeit an Sauerstoff, der Enzymausstattung.

Überraschenderweise wird in jeder Zelle etwa die Hälfte des gesamten ATPs allein für den Aufbau einer elektrischen Zellwandspannung (Membranpotenzial) benötigt. Diese Membranpotenziale werden durch sogenannte Ionenpumpen permanent aufrechterhalten und bei einer Entladung wiederhergestellt. Das Funktionieren der Ionenpumpen ist für alle Zellen (über-)lebenswichtig.

Durch chemische Anziehungskräfte und durch Konzentrationsunterschiede wandern (diffundieren) immer wieder geladene Mineralien (Ionen) wie zum Beispiel Natriumionen, Kaliumionen, Kalziumionen oder Magnesiumionen durch die Zellwand aus der Zelle hinaus oder umgekehrt in die Zelle hinein. Diese passive Ionen-Wanderung führt ohne das Eingreifen der Ionenpumpen zu einer massiven Absenkung der Zellwandspannung, was die Zelle erheblich beeinträchtigt und sogar zu ihrem Absterben führen kann. Deshalb befördern die Ionenpumpen unter großem ATP-Verbrauch die mineralischen Ionen über spezielle Ionen-Kanäle aus der Zelle hinaus oder von draußen herein.

In der Zellwand einer jeden Zelle befinden sich Tausende Ionenpumpen, die unterschiedlich spezialisiert sind: So gibt es Natrium-/Kaliumpumpen – sie befördern drei Natriumionen (Na+) aus der Zelle hinaus und zwei Kaliumionen (K+) hinein – und Kalzium-/Magnesiumpumpen – sie befördern ein Magnesium (Mg++) hinein und ein Kalzium (Ka++) hinaus. Jede gesunde und leistungsfähige Zelle zeigt dadurch auf der Innenseite ihrer Zellmembran eine negative und auf der Außenseite ihrer Zellmembran eine positive Ladung. Durch diesen Ladungsunterschied entsteht an der Zellmembran einer gesunden Zelle ein Membranpotenzial (Zellwandspannung) von etwa 80 Millivolt. Ein Membranpotenzial von dieser Höhe wird normalerweise immer erhalten oder wiederhergestellt, denn es schützt die Zelle vor einer Reizüberflutung und vor dem Eindringen unerwünschter geladener Teilchen.

Wird eine Zelle – zum Beispiel eine Nerven- oder Muskelzelle – durch einen Reiz erregt, so muss das Membranpotenzial durch den eintreffenden Reiz zuerst einmal von 80 Millivolt auf mindestens 30 Millivolt gesenkt werden. Erst ab dieser Erregungsschwelle von 30 Millivolt kommt es zu einer vollständigen Entladung (Depolarisation) des Membranpotenzials und somit überhaupt zu einer Reizantwort. Die Nervenzelle schickt dann zum Beispiel eine Information weiter oder die Muskelzelle kontrahiert sich. Bei einem schwachen Reiz mit einer Entladung der Membranpotenziale bis lediglich 50 oder 31 Millivolt erfolgt von der Zelle keinerlei Reizantwort. Die Schwelle von 30 Millivolt nennt man deshalb die Erregungsschwelle oder die Schwelle für »Alles oder Nichts«.

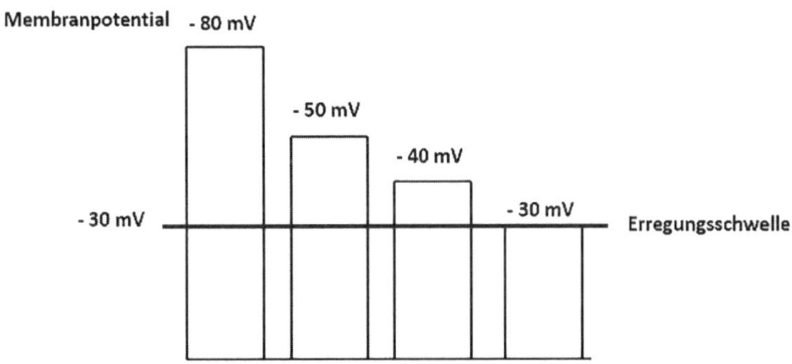

Membranpotenzial und Erregungsschwelle

Im Umkehrschluss schützen stabile Membranpotenziale von 80 Millivolt vor einer Reizüberflutung. Nicht jedes Geräusch wird als störend wahrgenommen, nicht jeder Lichtreiz erregt den Sehnerv, nicht jeder Umgebungsreiz macht uns nervös. Schließlich beträgt der Sicherheitsabstand von 80 Millivolt bis zu der »Alles-oder-Nichts«-Schwelle von 30 Millivolt immerhin 50 Millivolt. Und genau diese 50 Millivolt sind die im Volksmund bezeichneten »breiten Nerven«. Bei einem anhaltenden ATP-Mangel der Zellen kann aber zum Beispiel nur noch ein Membranpotenzial von 50 Millivolt dauerhaft aufrechterhalten werden. Bis zur Erregungsschwelle von 30 Millivolt ergibt sich also lediglich ein Sicherheitsabstand von 20 Millivolt. Das sind die sogenannten »dünnen Nerven«.

Woher kommt unsere Nervenstärke?

Hier zeigt sich, wie wichtig ausreichend ATP für die Zellgesundheit ist: Ohne genügend ATP sind wir rasch erschöpft und chronisch müde. Alles regt uns auf und strengt uns an, wir sind nervös. Da jeder Reiz von den Zellen durchgeschaltet wird, sind wir zum Beispiel zunehmend licht- und lärmempfindlich. Häufig kommt es zu Muskelkrämpfen und zu Herzrhythmusstörungen, da die Membranpotenziale – und damit die elektrische Stabilität – auch dieser Zellen durch einen ATP-Mangel vermindert sind. Und genau diese Vielzahl von Beschwerden werden sowohl von Chronic-Fatigue-Syndrom- als auch von Long-Covid-Syndrom-Patient:innen angegeben. Bei der Frage nach der Entstehung eines Chronic-Fatigue-Syndroms oder eines Long-Covid-Syndroms sollte deshalb dringend ein ursächliches Zellenergie-Defizit-Syndrom in Betracht gezogen werden.
Aber dazu müssen wir in der Medizin die Biophysik der Zellwandeigenschaften (Membraneigenschaften) unbedingt miteinbeziehen.

Immens wichtig für unseren Energiehaushalt

Die Zellwand ist so aufgebaut, dass sie auch ohne Einsatz von Ionenpumpen durch Trennung von geladenen Teilen eine Zellwandspannung (Membranpotenzial) von maximal 30 Millivolt erreicht. Damit wären wir nicht lebensfähig. Durch den Einsatz der Ionenpumpen mithilfe von ATP aus der anaeroben Energiegewinnung (2 ATP) ist eine Steigerung des Membranpotenzials lediglich auf etwa 35 Millivolt möglich. Damit wären wir immer noch nicht lebensfähig. Durch den Einsatz der Ionenpumpen mithilfe von ATP aus der aeroben Energiegewinnung wird das Membranpotenzial auf etwa 80 Millivolt gesteigert: Wir sind vital, leistungsfähig und gesund.
Halten wir also fest:

1. Ohne die Funktion der Ionenpumpen und damit ohne Membranpotenziale stirbt jede Zelle rasch ab.

2. Mit einem leichten bis mittelschweren Mangel an ATP und dadurch relativ niedrigen Membranpotenzialen entstehen vielfältige, unspezifische Beschwerden. Die Ionenpumpen laufen langsamer, Natriumionen sammeln sich innerhalb der Zellen an und binden viel Wasser. Das führt zu einem Anschwellen der Zellen, was wiederum viele Zellfunktionen behindert. Weiterhin steigen Kalziumionen im Zellinneren an, die ebenfalls negative Wirkungen entfalten und die ATP-Produktion weiter absenken. Um diesen Teufelskreis zu verhindern, müssen die Ionenpumpen permanent mit ausreichend ATP versorgt werden.

Interessanterweise greifen Viren sehr oft speziell die Mitochondrien und damit die ATP-Produktion der Zellen an. Das betrifft auch die Abwehrzellen des Immunsystems, denn auch diese Zellen benötigen ausreichend ATP für eine gute Abwehr. Anscheinend erkennen Viren die Funktion und die Bedeutung der Mitochondrien, weshalb es nicht verwunderlich ist, dass sie nicht nur die Zellen selbst, sondern ebenso deren Mitochondrien angreifen und die ATP-Produktion behindern. Dadurch wollen sie die Leistungsfähigkeit der Immunzellen schwächen. Patient:innen, die bereits vor einer Virusinfektion eine eingeschränkte mitochondriale Funktion aufweisen, erleiden dadurch rascher einen anhaltenden und schweren Erschöpfungszustand.

Viele Ärzt:innen berichten, dass die meisten ihrer Long-Covid-Syndrom-Patient:innen vor der akuten Covid 19-Infektion einer chronischen Stressbelastung ausgesetzt waren. Chronischer Stress bedeutet einen katabolen – einen verbrauchenden – Stoffwechsel, einen relativen ATP-Mangel und damit ein schwaches Immunsystem, das sich gegen die Angriffe von Viren viel weniger zur Wehr setzen kann als ein gesundes Immunsystem.

Warum tut sich die Medizin mit der chronischen Müdigkeit so schwer?

Brechen wir uns zum Beispiel ein Bein oder einen Arm, so erhalten wir nach der Röntgenuntersuchung eine eindeutige Diagnose. Erleiden wir einen Herzinfarkt oder einen Schlaganfall, so wird nach kurzer Zeit im Krankenhaus eine auf die betroffenen Organe bezogene Diagnose gestellt. Wir sind es gewohnt, dass uns die behandelnden Ärzt:innen in den meisten Fällen eindeutig mitteilen können, an welchem Organ oder Körperteil wir erkrankt sind. Dafür – für die Diagnostik und Therapie körperlicher Erkrankungen – ist der überwiegende Teil der Ärzt:innen primär ausgebildet. Doch genau aus diesem Grund tun sich viele von ihnen mit dem Symptom chronische Müdigkeit und den Erkrankungen wie Chronic-Fatigue-Syndrom und Long-Covid-Syndrom so schwer, da hier bislang Nachweise für entsprechende Störungen im Körper fehlen. Mit diesen Erkrankungen, über deren körperliche (somatische) Ursachen so wenig Wissen vorhanden ist, konnte man in der Ärzteschaft schlicht und ergreifend wenig anfangen.

Bereits eines der Leitsymptome – die chronische Müdigkeit – ist für die meisten Ärzt:innen schwer nachvollziehbar. Dem Symptom Müdigkeit liegt immer ein subjektives Empfinden zugrunde, das nicht nachgewiesen werden kann und deshalb nicht zu objektivieren ist. Der Arzt oder die Ärztin kann dem Patienten glauben – oder auch nicht. Erschwerend kommt hinzu, dass die Chronic-Fatigue-Syndrom- und Long-Covid-Syndrom-Patient:innen zusätzlich über eine verminderte körperliche und geistige Leistungsfähigkeit, über eine rasche Erschöpfung, mangelnde Regeneration, Schlafstörungen und weitere unspezifische Beschwerden klagen, die bisher ebenfalls alle nicht körperlich erklärbar sind.

Aber diese gängige Betrachtungsweise in der Medizin entspricht nicht den biologischen Tatsachen. Durch ein Zellenergie-Defizit-Syndrom sind Erkrankungen mit dem Leitsymptom chronische Müdigkeit wie das Burnout-Syndrom, das Chronic-Fatigue-Syndrom und das Long-Covid-Syndrom weitgehend erklärbar: Sie werden in erster Linie durch Störungen in den Zellen und den Mitochondrien verursacht. Aus diesem ATP-Mangel resultieren somatisch (körperlich) begründbare Beschwerden.

Mit der bisherigen Betrachtungs- und Herangehensweise an das Burnout-Syndrom, das Chronic-Fatigue-Syndrom und das Long-Covid-Syndrom blieb den Ärzt:innen nur eine wenig erfolgreiche, meist unbefriedigende Symptombehandlung übrig. Oder die Überweisung der Patient:innen an Psychiater oder Psychologen. Mit dieser Situation – derzeitige Diagnostik und Behandlung – sind nicht nur viele Patient:innen, sondern auch viele Ärzt:innen frustriert. Damit sich diese unbefriedigende Situation zum Besseren wendet, müssen das Zellenergie-Defizit-Syndrom als wesentlicher, auslösender Faktor erkannt und daraus medizinische Konsequenzen abgeleitet werden. Denn mittlerweile gibt es in der Praxis die Möglichkeit, das ATP und weitere Labor-Parameter, die auf eine Störung der Mitochondrien (Mitochondriopathie) hinweisen, zu bestimmen. Eine körperliche Diagnose ist also sehr wohl möglich und würde einen anderen Umgang mit diesen »unspezifischen« Erkrankungen ergeben.

Eine langwierige Namensfindung

Als Florence Nightingale durch eine rasche Erschöpfung und eine chronische Müdigkeit zur lebenslangen Invalidin wurde, hatte ihre Krankheit noch keinen Namen. Und es sollte noch lange dauern – weit über hundert Jahre – bis sich eine Expertenkommission 1988 nach langwierigen Diskussionen auf die offizielle Bezeichnung Chronic-Fatigue-Syndrom festlegte.

Bis 1969 wurde das Chronic-Fatigue-Syndrom nicht als eigenständige Erkrankung wahrgenommen. Es führte sowohl in der Medizin als auch in der Wissenschaft ein Schattendasein. Erst 1969 ordnete die Weltgesundheitsorganisation (WHO) dieses namenlose Leiden als »chronisches Müdigkeitssyndrom« den neurologischen Erkrankungen zu, obwohl keine Schädigungen des Nervensystems bewiesen waren. Diese Klassifizierung brachte die Fachkreise immerhin dazu, sich intensiver mit der Namensgebung zu befassen, die 1988 zu der Bezeichnung Chronic-Fatigue-Syndrom führte.

Chronic (chronisch) und fatigue (Müdigkeit) sind für diese Erkrankung treffende Bezeichnungen. Ein Syndrom beinhaltet jedoch eine gewisse Unschärfe. Unter einem Syndrom versteht man das regelmäßige, gemeinsame Auftreten unterschiedlichster Beschwerden (Symptome). Ein solcher »Symptomkomplex« wird aber durch das Wort Syndrom weder erklärt, noch sagt er etwas über die Ursachen beziehungsweise über die Entstehung dieser Beschwerden (Symptome) aus. Es ist also bezeichnend, dass diese in der Medizin immer diffus gebliebene Krankheit dieses Diffuse bereits im Namen trägt.

Syndrom mit diffusen Symptomen

Die Bezeichnung Chronic-Fatigue-Syndrom setzte sich nicht in allen Ländern durch. Deshalb werden bis heute weitere Begriffe für diese Krankheit wie »Chronisches Müdigkeitssyndrom« oder »Chronisches Erschöpfungssyndrom« verwendet. Da ein Chronic-Fatigue-Syndrom meist nach einer Virusinfektion auftritt, wird aus diesem Grund auch oft noch von einem »postviralen Erschöpfungssyndrom« gesprochen. Eine weitere Bezeichnung für das Chronic-Fatigue-Syndrom ist die sogenannte Myalgische Enzephalomyelitis (ME). Sie stammt aus dem Jahr 1955, als in einem Londoner Hospital nach einer Virusepidemie etwa 300 infizierte Ärzt:innen und Krankenschwestern monatelang über neurologische Symptome und anhaltende Muskelschmerzen klagten. Für die neurologischen Symptome machte man entzündliche Veränderungen im Gehirn verantwortlich. Myalgie bedeutet Muskelschmerz, und Enzephalomyelitis bedeutet Entzündungen des zentralen Nervensystems (Gehirn und Rückenmark).

Aus der Annahme heraus, dass auch beim Chronic-Fatigue-Syndrom als »postvirale Erschöpfung« entzündliche Veränderungen im Gehirn und im Rückenmark eine Rolle spielen, wurde von einigen Experten die Bezeichnung Enzephalomyelitis (E) auf das Chronic-Fatigue-Syndrom übertragen. Da bei Chronic-Fatigue-

Syndrom-Patient:innen ebenfalls anhaltende Muskelschmerzen (Myalgien) auftreten, wurde auch hier die zusammengesetzte Bezeichnung Myalgische Enzephalomyelitis, kurz ME verwendet.

Bisher fehlen beim Chronic-Fatigue-Syndrom jedoch noch klare Beweise für eine zugrundliegende Entzündung des Gehirns oder des Rückenmarks. In Fachkreisen sowie in den Selbsthilfegruppen hat sich trotzdem der kombinierte Begriff: Myalgische Enzephalomyelitis/Chronic-Fatigue-Syndrom – abgekürzt ME/CFS – weitgehend durchgesetzt. Durch die Einfügung von ME für Myalgische Enzephalomyelitis in die Abkürzung ME/CFS wurde dem Wunsch vieler Betroffenen, einen körperlichen Bezug in die Namensgebung aufzunehmen, entsprochen. Denn die Abkürzung CFS lässt viele Erkrankte primär nur an eine psychische oder psychosomatische Erkrankung denken. Somit lenkt sie eher von möglichen körperlichen Ursachen ab. Es ist also verständlich, dass vor allem die Selbsthilfegruppen die Bezeichnung ME/CFS bevorzugen. Im weiteren Verlauf des Buches wird für das Chronic-Fatigue-Syndrom die Abkürzung ME/CFS verwendet.

Das Ringen um eine Definition

Im Jahre 1988 einigte sich eine Expertenkommission nicht nur auf den Begriff Chronic-Fatigue-Syndrom (CFS), sondern definierte auch die Haupt- und Nebensymptome dieser Erkrankung. In der Folgezeit gab es von Fachgremien weitere Anläufe, eine genauere und verbindliche Definition für das ME/CFS herauszuarbeiten. Dieses Unterfangen war nicht einfach, da die Meinungen, was diese Erkrankung auslöst, was ihren Verlauf charakterisiert und welche Symptome dazugehören, auch in den Fachkreisen weit auseinandergingen – und bis heute noch gehen.

Normalerweise wird in der Medizin nach einer krankhaften Veränderung in einem bestimmten Organ gesucht, welche die Beschwerden (Symptome) der Patient:innen erklärt. Bei Schmerzen beispielsweise im rechten Unterbrauch wird eine Blinddarmentzündung, bei Lähmung der linken Körperhälfte wird eine Hirnerkrankung angenommen und diagnostisch abgeklärt. Mangels eines klaren Organbezugs ist das ME/CFS mit seinen vielfältigen Symptomen diagnostisch nicht leicht zu erfassen. In den zurückliegenden Jahrzehnten gab es daher mehrere Versuche, für diese schwer einzuschätzende Erkrankung eine für alle Beteiligten verbindliche Definition aufzustellen. Die erste Definition – nach den sogenannten Fukuda-Kriterien – wurde von einer Expertenkommission im Jahre 1994 aufgestellt. In der folgenden Aufstellung sind die wichtigsten Kriterien der Fukuda-Definition für das ME/CFS aufgeführt.

Die Fukuda-Kriterien

Hauptkriterien

- die ausgeprägte Erschöpfung (Müdigkeit) besteht länger als sechs Monate,
- die Erschöpfung (Müdigkeit) ist akut aufgetreten oder mit definitivem Beginn,
- die Erschöpfung (Müdigkeit) beruht nicht auf einer körperlichen Überlastung oder auf einer körperlichen Erkrankung,
- die Erschöpfung (Müdigkeit) bessert sich nicht durch Ruhe und Erholung,
- die Erschöpfung (Müdigkeit) bedingt eine erhebliche Einschränkung der Aktivitäten im Alltag und im Beruf.

Zu diesen Hauptkriterien müssen mindestens vier der acht nachfolgenden Nebenkriterien hinzukommen. Diese Symptome müssen ebenfalls bereits über sechs Monate bestehen und dürfen nicht schon vor der krankhaften Erschöpfung aufgetreten sein.

Nebenkriterien

- Nach körperlicher Anstrengung folgt eine Erschöpfung über 24 Stunden,
- der Schlaf ist nicht erholsam,
- deutliche Kurzzeitgedächtnis- und Konzentrationsstörungen,
- diffuse Muskelschmerzen,
- Gelenkschmerzen ohne Schwellung, Entzündung oder Rötung,

- neuartig aufgetretene Kopfschmerzen,
- vergrößerte Lymphknoten im Hals- und Achselbereich,
- häufige Halsschmerzen.

Des Weiteren werden als weniger bedeutsame und unspezifische Symptome für ME/CFS aufgeführt: Übelkeit, Nachtschweiß, Kurzatmigkeit, Juckreiz, Durchfall, chronischer Husten, Herzrhythmusstörungen, Magen-Darm-Probleme, trockene Augen, Alkoholintoleranz, urogenitale Probleme.

Bedeutsame Ausschlusskriterien

- Andere Erkrankungen, welche eine Müdigkeit und Erschöpfung bedingen wie zum Beispiel eine Anämie (Blutarmut), eine Krebserkrankung, eine Adipositas (ausgeprägtes Übergewicht), eine Alkoholabhängigkeit, eine schwere psychische Erkrankung, eine Unterfunktion der Schilddrüse, eine Schlafapnoe (Atemstillstände im Schlaf).

Mittlerweile gibt es neuere und treffendere Diagnosekriterien für das ME/CFS. Definitionen wie die Kanadischen Konsenskriterien (2003), die Internationalen Konsenskriterien (2011) und die Systemic-Exertion-Intolerance-Disease-Kriterien (2015). Bei den Internationalen Konsenskriterien wurde der Zeitfaktor, also die Mindestdauer von sechs Monaten, gestrichen, und die funktionelle Einschränkung muss unter 50 Prozent der ursprünglichen Leistungsfähigkeit betragen. In den Systemic-Exertion-Intolerance-Disease-Kriterien – erstellt von dem US-amerikanischen Institute of Medicine – wurde der Zeitfaktor über sechs Monate beibehalten, und die funktionelle Einschränkung muss »erheblich« sein. In der Praxis haben sich in den letzten Jahren vor allem die Kanadischen Konsenskriterien etabliert, bei denen die funktionelle Einschränkung ebenfalls erheblich sein muss und der Zeitfaktor über sechs Monate beibehalten wurde. Zudem wurde die Auswahl der Haupt - und Nebenkriterien etwas verändert.

Erkrankungen, die eine chronische Müdigkeit als Folge oder als Begleitsymptom aufweisen, müssen demnach zuerst ausgeschlossen werden. Dazu gibt es in der Medizin ausreichend diagnostische Möglichkeiten wie z. B. Laborbestimmungen, Untersuchungen der Herz- und Lungenfunktion, Schlafanalysen, technische Untersuchungen wie Röntgen, Kernspin oder Szintigrafien. Im Gegensatz dazu gibt es bis heute keine anerkannten Marker oder Tests, um die Diagnose eines ME/CFS zu beweisen. Dies unterstreicht den schwierigen Umgang mit dieser Erkrankung für alle Beteiligten.

Es ist in der Medizin üblich, Symptome in Haupt- und Nebenkriterien zusammenzustellen. Das ist an sich auch hilfreich, aber fehlt ein Symptom oder wird vom Patienten eines vergessen anzugeben, so bleibt theoretisch die Feststellung eines ME/CFS aus, obwohl es bei dem Betroffenen vorliegt. Es muss daher gefragt werden, ob in der Praxis allein eine reine Symptomzählerei ausreicht. Eine Erweiterung um diagnostische Parameter wie beweisende Laborwerte oder Funktionsuntersuchungen sind dringend notwendig.

Genauer Blick auf die Ursachen

Die schwierige Namensfindung und das Ringen um eine Definition wiederholen sich heute bei einer »neuen« Erkrankung: beim Long-Covid-Syndrom. Wieder wirft ein »postvirales Erschöpfungssyndrom« erhebliche Fragen und Probleme auf.

Zu Beginn der Corona-Pandemie lag der medizinische Fokus zunächst auf den schweren akuten Verläufen der Covid-19-Infektionen. Doch je länger die Pandemie andauerte, desto häufiger traten zum Erstaunen vieler Mediziner:innen bei einigen Patient:innen nach der überstandenen Infektion erhebliche, langwierige Folgebeschwerden auf: rasche Erschöpfung und chronische Müdigkeit. Immer häufiger fiel in diesem Zusammenhang der Satz: »Genesen, aber nicht geheilt.«

Anhaltende Beschwerden nach einer akuten Covid-19-Infektion bekamen erstmalig von einer Patientin einen Namen. Sie litt nach ihrer Covid-19-Infektion noch wochenlang an vielfältigen Beschwerden und beschrieb ihre Situation folgendermaßen: »Dann habe ich halt nach Akut-Covid auch noch Long-Covid.«

Die Bezeichnung Long-Covid wurde von der Medizin für anhaltende Beschwerden über eine Zeitdauer von vier Wochen übernommen. Mit der Zeit etablierten sich zwei weitere Begriffe wie Post-Covid für Beschwerden über drei Monate und Long-Covid-Syndrom für Beschwerden über sechs Monate. Diese drei Begriffe beschreiben jedoch nur einen zeitlichen Unterschied und vernachlässigen dabei die unterschiedlichen Ursachen. Für die Therapie der Betroffenen ist aber nicht die Zeitdauer der Beschwerden das wesentliche Kriterium, sondern die jeweiligen Ursachen. Somit stellen die »zeitlichen« Begriffe Long-Covid, Post-Covid und Long-Covid-Syndrom für die chronischen Verläufe nach einer akuten Covid-19-Infektion lediglich ein »Sammelbecken« dar. Medizinisch macht das wenig Sinn, deshalb sollte dringend nach den Ursachen unterschieden werden:

- Einige Covid-19-Patient:innen, die lange auf der Intensivstation beatmet wurden, weisen zum Teil schwere Schädigungen der Lungen oder anderer Organe auf. Durch diese Schädigungen wird ihre Regeneration erheblich verzögert oder im schlimmsten Fall sogar verhindert. Sie leiden über Wochen und Monate unter einer raschen Erschöpfung, einer chronischen Müdigkeit und weiteren Symptomen, die durch krankhafte Organveränderungen wie Lungen-, Leber-, Nierenveränderungen, also körperlich erklärbar sind.
- Andere Patient:innen weisen keine organischen Folgeschäden auf. Sie litten jedoch vor der Covid-19-Infektion an chronischen Erkrankungen wie Diabetes, Herzinsuffizienz oder obstruktive Lungenerkrankungen und nahmen deshalb viele Medikamente ein. Diese multimorbiden (mehrfach erkrankten) Patient:innen weisen generell eine geringere Regenerationsfähigkeit auf und benötigen daher eine deutlich längere Regenerationszeit.

- Wieder andere Patient:innen, die meist einen milden Verlauf der Covid-19-Infektion durchgemacht haben, leiden danach aus bisher völlig unerklärlichen Gründen unter einer raschen Erschöpfung, einer chronischen Müdigkeit und vielen weiteren Beschwerden (Symptomen).

Diese drei Unterscheidungen nach möglichen Ursachen zeigen deutlich auf, dass eine rein zeitliche Einteilung medizinisch wenig Sinn macht. Denn das weitere Vorgehen in der Therapie beziehungsweise in der Reha hängen primär von den Ursachen der verbliebenen Beschwerden ab. Es ist eben ein entscheidender Unterschied, ob eine Organschädigung, eine vorab Mehrfacherkrankung oder ein »postvirales Erschöpfungssyndrom« vorliegen.

Alte Probleme – neues Virus

Long-Covid und Post-Covid sind aufgrund ihrer Organschäden oder Vorerkrankungen medizinisch gut zu erklären: Man kennt die Ursachen für die langanhaltenden Beschwerden. Das Long-Covid-Syndrom dagegen stellt die Medizin vor das Problem, dass man die Ursachen bisher nicht erklären kann.

Das Long-Covid-Syndrom ist als »postvirales Erschöpfungssyndrom« mit seinen über sechs Monate anhaltenden Beschwerden – rasche Erschöpfung, chronische Müdigkeit und weitere vielfältige Symptome – identisch mit dem Chronic-Fatigue-Syndrom (ME/CFS). Daher ist die Annahme berechtigt, dass es sich beim Long-Covid-Syndrom und beim Chronic-Fatigue-Syndrom lediglich um zwei verschiedene Bezeichnungen für ein und dieselbe Krankheit handelt. Da die Covid-19-Pandemie für die Medizin viele neue Probleme aufwarf, ist es verständlich, dass dieses »postvirale Erschöpfungssyndrom« im Zusammenhang mit einer Covid-19-Infektion zuerst einmal als Long-Covid-Syndrom (LCS) und nicht von vornherein als Chronic-Fatigue-Syndrom (ME/CFS) bezeichnet wurde. Im vorliegenden Buch werden die beiden Begriffe Long-Covid-Syndrom und Chronic-Fatigue-Syndrom als unterschiedliche

Bezeichnungen für die gleiche Erkrankung angesehen und unter dem Begriff ME/CFS (LCS) zusammengefasst.

Nach mittlerweile fast drei Jahren Corona-Pandemie geht man davon aus, dass schätzungsweise bei etwa 5 bis 10 Prozent der Covid-19-Patient:innen ein Chronic-Fatigue-Syndrom (ME/CFS) auftritt. Überraschenderweise sind weniger die schweren Covid-19-Verläufe von ME/CFS betroffen, sondern vielmehr jüngere Patient:innen zwischen dem 30. und 60. Lebensjahr mit einem oft recht milden Covid-19-Verlauf.

Durch das neu hinzugekommene Long-Covid-Syndrom erhöhte sich die gesamte Anzahl der Patient:innen mit einem Chronic-Fatigue-Syndrom (ME/CFS) in Deutschland in kurzer Zeit um das Drei- bis Vierfache. Mittlerweile geht man von etwa 1,2 Millionen ME/CFS (LCS)-Patient:innen aus. Die Präsenz des Long-Covid-Syndroms in den Medien bescherte auch dem Chronic-Fatigue-Syndrom, das bisher in der Medizin wenig Beachtung fand, eine etwas größere Aufmerksamkeit. Somit brachte die Corona-Pandemie den bisherigen ME/CFS-Patient:innen die Hoffnung, endlich wahrgenommen und medizinisch besser versorgt zu werden.

Damit sich diese Hoffnung erfüllt, muss aber dafür gesorgt werden, dass das »Long-Covid-Syndrom« in der Medizin nicht irgendwann dasselbe Schattendasein führt wie bisher das Chronic-Fatigue-Syndrom (ME/CFS).

»Herr Müller, das wird schon wieder!«

Das chronische Leiden von Herrn Müller begann nach einer akuten Infektion mit dem Epstein-Barr-Virus. Seit zehn Jahren ist er nun von der Erkrankung betroffen, die man heute als ME/CFS bezeichnet. In diesen zehn Jahren befand er sich in einem Zustand, den er selbst als schwer krank beschreibt – obwohl man ihm von außen kaum krankhafte Veränderungen ansieht.

Zu Beginn seines Leidens erlebte Herr Müller mit seinen vielfältigen Symptomen eine regelrechte Odyssee von Facharzt zu Facharzt. Bei keinem von ihnen ergaben sich krankhafte körperliche Befunde, die seine Beschwerden erklärt hätten. Immer wieder wurde er vertröstet, es sei alles im normalen Bereich und werde schon wieder. Er müsse eben geduldig sein. Geduld hatte Herr Müller bereits bei der Diagnosefindung gezeigt, schließlich dauerte es über drei Jahre, bis bei ihm endlich die Krankheit ME/CFS diagnostiziert wurde.

Trotz der vielen fachärztlichen Untersuchungen wurde nie eine Ursache für sein chronisches Leiden gefunden. Bis heute fehlt Herrn Müller eine Erklärung, wie es zu seiner Erkrankung kam, und natürlich erhielt er so auch keine ursächliche Therapie. In den unterschiedlichen Sprechstunden hatte er oft das Gefühl, dass die Verunsicherung und die Ratlosigkeit, die seine Krankheit auslöste, nicht nur ihn persönlich, sondern auch die behandelnden Ärzt:innen betrafen. Die Erkrankung ME/CFS war offensichtlich schwer einzuordnen.

Wegen seiner vielfältigen Symptome wurde Herr Müller großzügig zu den unterschiedlichsten Fachärzt:innen weitergereicht. Doch da in keiner der fachärztlichen Praxen mit den gängigen diagnostischen Verfahren eine plausible Erklärung für sein Leiden entdeckt wurde, galt Herr Müller für den jeweiligen Facharzt als ausdiagnostiziert – und wurde wieder in die hausärztliche Behandlung entlassen. Jedes Mal war er enttäuscht und fühlte sich alleingelassen. Außer Symptombehandlungen erhielt er nirgendwo eine effektive Hilfe, sein Leidensdruck und seine Verzweiflung wurden immer größer.

Hinzu kam, dass er bei der Schilderung seiner Beschwerden – seiner raschen Erschöpfung, chronischen Müdigkeit und weiterer Symptome – recht schnell spürte, dass er bei den meisten Ärzt:innen den Eindruck einer psychischen Überlagerung erweckte. Es wunderte Herrn Müller daher nicht, dass er mehrfach die Diagnose einer Depression oder einer psychosomatischen Erkrankung erhielt. In die empfohlene psychologische Begleittherapie willigte er ein, und sie tat ihm insofern gut, da er besser mit seinem durch das chronische Leiden massiv veränderten Leben zurechtkam. Das chronische Leiden selbst veränderte sich jedoch dadurch nicht.

Zweimal befand sich Herr Müller zur stationären Behandlung in psychosomatischen Rehakliniken. Diese Aufenthalte taten ihm jeweils gut, denn er achtete stets darauf, beim Aktivprogram nicht an seine Belastungsgrenze zu gehen. Dabei wurde er von den Therapeut:innen regelmäßig dazu angehalten, härter zu trainieren. Aus Erfahrung wusste Herr Müller aber, dass jede Überlastung seinen Zustand erheblich verschlechtern würde. In beiden Rehakliniken wurden ihm zu der vom Hausarzt verordneten Medikation noch zusätzliche Medikamente gegen seine Symptome gegeben, vor allem stärkere Schmerzmittel und Antidepressiva. Am gesamten Verlauf seiner chronischen Erkrankung verbesserte sich dadurch ebenfalls nichts.

Durch die erheblichen Einschränkungen seiner körperlichen und geistigen Leistungsfähigkeiten im Alltag hatte Herr Müller das Gefühl, dass sein Akku nur noch über wenig Ladung verfügte. Als besonders fatal empfand er dabei, dass sich sein leerer Akku auch über Nacht nicht wieder auflud. Gefühlt lief er so den ganzen Tag mit einem »sehr niedrigen Akkustand« herum. Nach seiner Auffassung beschrieb dieses Bild seinen Zustand am treffendsten. Doch genau dieses Bild vermittelte seinen behandelnden Ärzt:innen den Eindruck, sein Leiden sei hauptsächlich psychosomatisch einzustufen.

Herr Müller drehte sich im Kreis. Durch den fehlenden Nachweis einer körperlichen Störung nahmen seine Probleme stetig zu. So gestaltete sich auch der Umgang mit seiner Krankenkasse und seiner Rentenversicherung nicht immer einfach. Wiederholt wurde er gefragt, ob er nicht doch eine Wiedereingliederung in das Berufsleben anstreben möchte. Es gäbe doch die Möglichkeit, dies stufenweise durchzuführen. Herr Müller willigte ein und begann mit einem Arbeitsversuch von vier Stunden täglich. Dieser Versuch scheiterte jedoch, da er bei seiner Tätigkeit den körperlichen und vor allem den geistigen Anforderungen nicht gewachsen war. Seine finanzielle Versorgungslage und seine soziale Situation wurden durch eine Zeitberentung mit anschließender Frühberentung immer prekärer. Wie viele andere ME/CFS-Patient:innen musste auch er um die Gewährung von Hilfsmitteln wie zum Beispiel einem Rollstuhl kämpfen.

Herr Müller leidet nun seit über zehn Jahren an ME/CFS. Seine körperlichen und geistigen Leistungsfähigkeiten sind mittlerweile massiv eingeschränkt. Diese Einschränkungen gehen so weit, dass er seine Wohnung nur selten verlässt und an manchen Tagen kaum noch aus dem Bett kommt. Durch sein chronisches Leiden wurde Herr Müller aus seiner Erwerbstätigkeit und aus vielen sozialen Kontakten brutal herausgerissen. Oder anders ausgedrückt: Sein ehemaliges Leben ist ihm durch ME/CFS verlorengegangen.

Das Kranksein sieht man ihm äußerlich weiterhin kaum an. Aber Herr Müller weiß, dass in seinem Körper »irgendetwas« nicht mehr richtig »zu laufen« scheint. Was und warum – diese Fragen sind für ihn dringlicher als alles andere, denn die Zeit für eine mögliche Gesundung läuft ihm davon.

Wie unsere Selbstheilung funktioniert: biologische Grundlagen

Auch wenn die universitäre Medizin Patient:innen wie Herrn Müller noch keine Medikamente zur Heilung seines chronischen Leidens anbieten kann, sollte man doch alles tun, um die eigenen Selbstheilungskräfte zu aktivieren und zu stärken. Diese Selbstheilungskräfte sind bei manchen Lebewesen stark ausgeprägt: Dem mexikanischen Teichmolch – dem Axolotl – kann man ein Bein abtrennen und er lässt es wieder nachwachsen. Über solche enormen Selbstheilungskräfte, die von der Wissenschaft noch nicht erklärbar sind, verfügt der Mensch nicht. Aber auch beim Menschen werden im Erkrankungsfall erhebliche Selbstheilungskräfte aktiviert: Wunden heilen unter Narbenbildung ab, Knochen wachsen nach Brüchen wieder zusammen, Virusinfekte werden erfolgreich abgewehrt, Organdefekte können zum Teil repariert und verminderte Funktionen kompensiert werden.

Um zu verstehen, was uns gesund hält oder im Krankheitsfall wieder gesund werden lässt, müssen wir uns eingehend mit den biologischen Grundlagen des menschlichen Organismus beschäftigen. Vor allem mit seiner Selbstorganisation und seiner Selbstregulation. Obwohl beide für das Verstehen der Selbstheilung von hoher Bedeutung sind, werden sie in der universitären Medizin erstaunlicherweise wenig thematisiert. Ein Grund dafür ist die Tatsache, dass die wissenschaftlichen Erkenntnisse der Biologie bis heute sowohl im Medizinstudium als auch in der angewandten Medizin lediglich eine untergeordnete Rolle spielen. Nur selten finden sie eine angemessene Berücksichtigung. Diese grobe Vernachlässigung biologischer Grundlagen ist angesichts ihrer Bedeutung für die Gesundheit und für die Gesundwerdung nicht nachvollziehbar. Ohne Kenntnisse der biologischen Abläufe bei der Selbstregulation und der Selbstorganisation ist es jedoch kaum möglich, Störungen zu erkennen und die Selbstheilung effektiv zu unterstützen.

Damit bleiben wichtige Fragen unbeantwortet:

- Was hält den Menschen andauernd gesund?
- Was lässt ihn im Krankheitsfall wieder gesund werden?
- Oder speziell zu ME/CFS (LCS)-Erkrankten: Warum sind die Leidenszeiten so unterschiedlich lang?
- Warum wird ein Teil dieser Patient:innen wieder gesund und ein anderer Teil bleibt für immer krank?
- Was stört deren Genesung?

Wesentliche Antworten auf diese bedeutsamen Fragen finden wir in der Biologie. Sie erklärt die biologischen Grundregulationen, die der Regeneration und der Heilung unterliegen. Letztlich ermöglicht sie dadurch eine ganzheitlich-systembiologische Therapie, die die Selbstheilungskräfte effektiv unterstützt. Dafür ist es aber notwendig, bei der Behandlung von chronischen Erkrankungen eine »Symptom-Therapie« streng von einer »Ursachen-Therapie« zu unterscheiden. Sehr oft wird bei chronischen Krankheiten versucht, bestehende Symptome mit Medikamenten zu lindern oder zu beseitigen. Selbstverständlich kann eine solche symptomatische Therapie zeitweise das Leid lindern und die Situation erleichtern – langfristig werden dadurch die ursächlichen Probleme jedoch keinesfalls behoben. Oder anders: Ein Patient, der durch die Einnahme von Medikamenten lediglich keine Symptome mehr aufweist, kann nicht als geheilt angesehen werden.

Da die auslösenden Faktoren des ME/CFS – und damit, wie gesagt, auch die des Long-Covid-Syndroms – noch im Dunkeln liegen, gestaltet sich die Therapie dieser Patient:innen ebenfalls schwierig und macht eine ursächliche Behandlung bisher praktisch unmöglich. Wie weit die Medizin hier noch von einer Ursachenerkenntnis entfernt ist, zeigt folgendes Beispiel: In medizinischen Abhandlungen wird das Long-Covid-Syndrom meist folgendermaßen beschrieben: »Das Long-Covid-Syndrom ist eine Multisystemerkrankung mit minimalen Schädigungen in multiplen Organen.« Das hört sich sehr fachspezifisch an, jedoch erschließt sich dadurch für die Ärzt:innen keine Ursache der Erkrankung. Man muss erstmal in Ruhe über diese Beschreibung nachdenken, was damit eigentlich gemeint ist und was sie aussagen soll.

»Multisystemerkrankung«: Welche Systeme sind betroffen? Sind damit Organsysteme wie das Verdauungssystem, das Nervensystem, das muskuloskelettale System oder das Knochensystem gemeint? Oder sind die vier grundlegenden Regulationssysteme, das vegetative Nervensystem, das Herz-Kreislaufsystem, das Hormonsystem und das Immunsystem, gemeint?

»Minimale Schädigungen in multiplen Organen«: Diese Aussage ist nicht belegt. Solche minimalen Organschäden sind bisher beim ME/CFS und beim LCS nicht nachgewiesen worden.

Wir sehen: Diese unklaren Begrifflichkeiten zeigen deutlich, wie schwer sich die universitäre Medizin mit systemischen Erkrankungen – die den ganzen Menschen betreffen – tut. Und dies trifft auch voll und ganz auf das ME/CFS – und damit auch auf das Long-Covid-Syndrom (LCS) – zu. Über deren Ursachen, die zu den vielen unspezifischen Symptomen führen, gibt es bislang nur vage und zum Teil eben recht diffuse Vorstellungen. Das ME/CFS (LCS) passt nicht in das herkömmliche Denkmuster. Es lässt sich nicht Organen zuordnen (und damit auch den jeweiligen Fachärzt:innen nicht). Auf diese Weise konnten bisher die Probleme, welche das ME/CFS (LCS) mit sich bringt, nicht einmal im Ansatz gelöst werden. Ohne den Organbezug hängen ME/CFS (LCS)-Patient:innen gewissermaßen in der Luft und werden recht schnell der Psychosomatik zugewiesen. Diese rasche Einstufung als eine primär psychische Erkrankung stößt jedoch zunehmend auf Einspruch der Betroffenen und der Selbsthilfegruppen. Um diese unbefriedigende Situation endlich zu verbessern, benötigt die Medizin eine vermehrte Einbeziehung der Evolutionsbiologie, der Zellbiologie und der Systembiologie. Nur auf diese Weise können das ME/CFS (LCS) besser verstanden und Hinweise für eine ursächliche Therapie gefunden werden.

Die Ursache dieser Erkrankung ist sicher primär auf Zellebene zu sehen. Deshalb muss beim ME/CFS (LCS) die Bedeutung der Zellenergie, der elektrischen Zellwandspannung (Membranpotenzial), der Regulation der Nährstoffversorgung der Zellen, der Abhängigkeit der Zellen von ihrer Umgebung in einer biologischen Herangehensweise ihre Berücksichtigung finden:

Die **Evolutionsbiologie** erklärt, wie sich die grundlegenden Regulationssysteme des Menschen – und damit seine Selbstorganisation und Selbstregulation – während der Evolution entwickelten und wie sie funktionieren.

Die **Zellbiologie** erklärt die Abhängigkeit der Zellen von ihrer Umgebung (extrazellulären Matrix), demnach die Zelle im Kontext mit ihrer Umgebung.

Die **Systembiologie** erklärt, weshalb lebendige Systeme mit allen Faktoren, die sie zum Leben benötigen, versorgt sein müssen, um gesund zu bleiben oder wieder zu werden.

Die Lehre der Evolutionsbiologie

In dem Moment, in dem sich die ursprünglichen Einzeller zu Mehrzellern weiterentwickelten, stellten sich folgende existenzielle Fragen: Wie wird jetzt die Ernährung dieser Zellen im Verbund organisiert? Wie erfolgt die Reinigung ihrer Zellumgebung? Wie werden ihre Abfallprodukte abtransportiert? Mit solchen Fragen beschäftigt sich die Evolutionsbiologie – womit sie uns die Selbstorganisation und Selbstregulation des menschlichen Organismus weitreichend erklärt.

Man schätzt, dass vor ca. 3,4 Milliarden Jahren das Leben auf der Erde zunächst mit einzelligen Lebewesen (Einzellern) im Urmeer (Zellumgebung) begann. Im Meer erfolgte die Reinigung der Zellumgebung vornehmlich durch die Strömung des Wassers. Die Einzeller entwickelten in ihrer Zellwand Fühler (Rezeptoren), mit denen sie die »Chemie« in ihrer Umgebung riechen und somit wahrnehmen konnten. Zudem erlangten sie eine Bewegungsfähigkeit, sodass sie bei mangelnder Strömung des Meeres einer verschmutzten Umgebung entfliehen und sich woanders hinbegeben konnten.

Vor etwa 600 Millionen Jahren entwickelten sich aus den Einzellern die ersten Mehrzeller, die aus wenigen Zellen und einer umgebenden Hülle bestanden. Im weiteren Verlauf entwickelten sich diese zu den heutigen vielfältigen und hochkomplexen »Mehrzellern«. Zu ihnen gehört auch der Mensch.

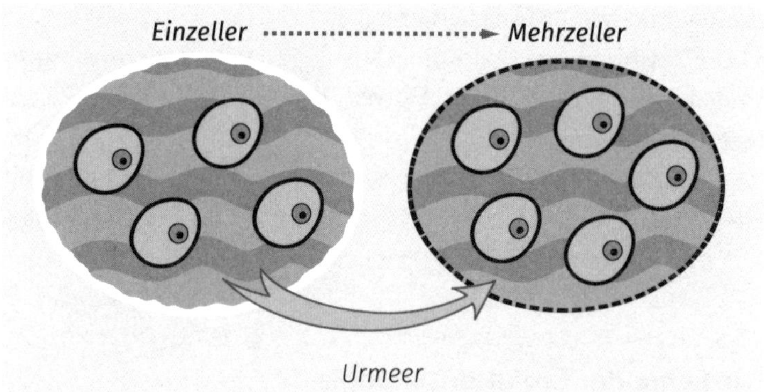

Aus Einzellern wurden Mehrzeller, auch der Mensch gehört zu den Mehrzellern.

Bei den Mehrzellern verhält es sich anders: Es leben viele Zellen in Organen und damit fest an einem Ort. Für die Reinigung ihrer Zellumgebung stehen weder die Strömung des Meeres noch die Möglichkeit eines Ortswechsels zur Verfügung. Um dieses Problem zu lösen, erforderte die Weiterentwicklung zu den vielzelligen Lebewesen evolutionsbiologisch zunehmend umfangreichere und effektivere Regulationsprinzipien für die Reinigung der Zellumgebung. Schließlich entstanden Lebewesen wie der Mensch mit ca. 80 Billionen Zellen, deren Zellumgebung andauernd für den Erhalt ihrer Vitalität und für ihr Überleben geregelt werden muss.

In der modernen Biologie wird die Gesamtheit der Zellumgebung – auch im menschlichen Organismus – als extrazelluläre

Matrix bezeichnet. Interessanterweise entspricht die Flüssigkeit der extrazellulären Matrix in weiten Bereichen wie zum Beispiel dem Mineraliengehalt, den Säure-Basen-Verhältnissen usw. dem Meerwasser. Die Mehrzeller haben gewissermaßen das Urmeer, also ihren ursprünglichen Lebensraum, in ihr Inneres mitgenommen.

Auch das Leben von jedem Menschen beginnt mit einer einzelnen Zelle: der befruchteten menschlichen Eizelle. Diese teilt sich, und die daraus resultierenden Zellen teilen sich weiter. In den 40 Wochen bis zur Geburt eines Menschen durchläuft dieser Vorgang alle Stadien der Evolution: vom Einzeller zum menschlichen Mehrzeller. Je nach Lokalisation, also je nach Organ, spezialisieren sich die Zellen zu Leber-, Nieren-, Knorpel-, Knochen-, Sehnen-, Muskel- oder zum Beispiel Nervenzellen.

Der Mensch ist also, nüchtern betrachtet, eine riesige Ansammlung von Zellen, oder, wie es manche Fachleute ausdrücken, eine Zellkultur von ca. 80 Billionen Zellen. Seine Leistungsfähigkeit, seine Gesundheit, seine Regenerationsfähigkeit und seine Selbstheilungskräfte hängen stark vom Zustand seiner Zellen ab. Was bedeutet, dass im Krankheitsfall ebenfalls die Situation der Zellen in Betracht gezogen werden muss.

Jeder Mehrzeller muss selbst dafür sorgen, dass die Umgebung seiner Zellen – die extrazelluläre Matrix – permanent sauber gehalten und lebensdienlich gestaltet wird. Schließlich ist jede einzelne Zelle im Körper des Menschen über die extrazelluläre Matrix an die Versorgung mit Sauerstoff und Nährstoffen, an die Kommunikation und an die Abwehr angeschlossen.

Mittlerweile ist bekannt, dass es auf dem Weg in viele chronische Krankheiten zunächst zu negativen Veränderungen in der extrazellulären Matrix kommt, die dann nach und nach auf die Zellen übergreifen. Auch beim ME/CFS (LCS) muss die extrazelluläre Matrix sowohl in der Krankheitsentstehung als auch in der gestörten Ausheilung berücksichtigt werden.

Das ME/CFS (LCS) mit der raschen Erschöpfung und der chronischen Müdigkeit weist auf negative Veränderungen auf Zellebene hin. Um diese Krankheit verstehen zu können, sind die biologischen Grundlagen – wie die Zellen des Körpers versorgt und funktionsfähig erhalten werden – für die Betroffenen von existenzieller Wichtigkeit. Denn alle körperlichen und geistigen Leistungen resultieren immer aus intakten Zellen. Umgekehrt können Zellen in einem schlechten Zustand keine guten Leistungen erbringen.

Die Lehre der Zellbiologie

Um die Entstehung chronischer Krankheiten zu verstehen – in unserem Fall ME/CFS (LCS) – muss man sich neben der Evolutionsbiologie auch mit den zellbiologischen Grundlagen des menschlichen Körpers befassen. Um nachvollziehen zu können, warum und wie er krank wird, müssen wir wissen, wie er funktioniert.

Bis auf die Zellen im Blut sind alle Zellen der insgesamt ca. 80 Billionen in eine organtypische Umgebung eingebettet. In der modernen Histologie (Gewebelehre) wird die Zellumgebung als extrazelluläre Matrix bezeichnet. Der Begriff Matrix stammt vom lateinischen Mater, also der Mutter. Und »wie eine Mutter« ernährt die extrazelluläre Matrix (Zellumgebung) jede Zelle im Körper mit Sauerstoff und Nährstoffen. Sie besteht aus: Wasser, verschiedenen langkettigen Eiweißzuckern, elastischen und kollagenen Fasern, unterschiedlichen Mineralien und Spurenelementen. Von Organ zu Organ variiert der Anteil dieser Komponenten zum Teil erheblich, sodass sich organtypisch jeweils eine andere extrazelluläre Matrix ergibt. So ist sie in der Haut, im Knorpel, im Knochen, im Gehirn oder in der Leber jeweils deutlich anders gestaltet.

Die verschiedenen Eiweißzucker, elastischen und kollagenen Fasern werden von den Bindegewebszellen – den Fibroblasten, Osteoblasten, Chondroblasten, Astrozyten usw. – produziert. Im Knorpel sind es zum Beispiel die Knorpelzellen und im Knochen die Knochenzellen, welche die jeweilige organtypische Knorpel-

oder Knochenmatrix produzieren. Diese Eiweißzucker (Glukosaminoglykane, Proteoglykane) bilden in der extrazellulären Matrix ein riesiges Netzwerk, das unterschiedlichste Funktionen aufweist. Hierzu gehören u. a. die Speicherung von Wasser, das Festhalten von potenziell gefährlichen Substanzen, die Aufnahme von Sauerstoff und Nährstoffen aus den arteriellen Kapillaren, das Aufnehmen von Abfallstoffen aus den Zellen sowie bindende, stabilisierende und stoßaufnehmende Eigenschaften.

Je nach Organ werden an diese Eigenschaften unterschiedliche Anforderungen gestellt. Das drückt sich in der vielschichtigen Zusammensetzung der extrazellulären Matrix im Körper aus. Trotz der Unterschiede bleibt jedoch das Grundprinzip bestehen, dass jede Körperzelle komplett in die extrazelluläre Matrix eingebettet ist.

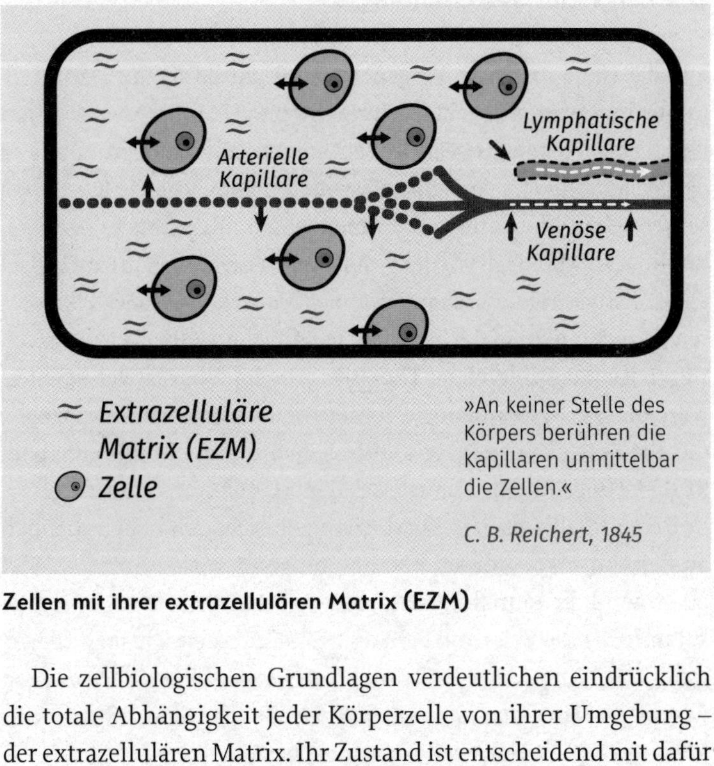

Zellen mit ihrer extrazellulären Matrix (EZM)

Die zellbiologischen Grundlagen verdeutlichen eindrücklich die totale Abhängigkeit jeder Körperzelle von ihrer Umgebung – der extrazellulären Matrix. Ihr Zustand ist entscheidend mit dafür verantwortlich, wie gut es den Zellen geht, ob sie ausreichend Energie produzieren und ob sie gut ihre Leistungen erbringen können. Lebt eine Körperzelle in einer verunreinigten, gelartig verdichteten extrazellulären Matrix, so geht es ihr mit der Zeit immer schlechter. Sie kann nur noch in einem geringen Maße Energie bilden und ihre Aufgaben kaum mehr erfüllen. Halten diese negativen Veränderungen an, so resultieren daraus Symptome wie rasche Erschöpfung, chronische Müdigkeit und weitere unspezifische Beschwerden. Alles Symptome, wie sie von ME/CFS (LCS)-Patient:innen beklagt werden. Deshalb gilt es bei dieser Erkrankung, die Reinigung der extrazellulären Matrix dringend in das Behandlungskonzept einzubinden.

Die Lehre der Systembiologie

Für die therapeutische Vorgehensweise wurde in der Naturheilkunde immer eine ganzheitliche Sicht- und Handlungsweise gefordert. Diese Vorgehensweise findet ihre biologische Begründung in der Systembiologie: Sie lehrt, dass man dem »System Mensch« in seiner Behandlung alles zukommen lassen muss, was es benötigt, um im Krankheitsfall wieder gesund zu werden. Sie lehrt auch, dass es bei keinem biologischen System – Mensch, Tier oder Pflanze – reicht, wenn man in der Therapie lediglich einzelne Defizite beseitigt. Für eine erfolgreiche Therapie müssen alle Mängel beseitigt werden. Die Systembiologie fordert demnach Therapiekonzepte, die alle Bereiche des Lebens einbeziehen und nicht nur eine willkürliche Zusammenstellung einzelner Maßnahmen darstellen.

In der medizinischen Praxis mangelt es jedoch noch erheblich an der Umsetzung dieser systembiologischen Erkenntnisse. Viel zu oft wird die Einnahme einzelner Substanzen wie zum Beispiel Vitamin D oder Selen oder einzelne Maßnahmen wie mehr Bewegung oder eine gesündere Ernährung empfohlen. Diese an sich wichtigen Einzelmaßnahmen können aber gar nicht effektiv wirken, wenn noch viele weitere Mängel bestehen.

Mittlerweile plädieren immerhin einige medizinische Fachgremien für »multimodale Therapiekonzepte«. Im Sinne der Systembiologie weisen sie in die richtige Richtung. Jedoch müssen diese modularen Therapiekonzepte noch konsequent systembiologisch ausgearbeitet und vervollständigt werden. Die Auswahl der »Module« darf auf keinen Fall beliebig getroffen werden.

Selbst in der Wissenschaft und Forschung wird der Fehler begangen, nur einzelne Substanzen in ihrer Wirkung auf Krankheitsverläufe zu untersuchen und zu bewerten. Durch die alleinige Gabe von zum Beispiel Omega-3-Fettsäuren oder von Vitamin D kann jedoch keine gültige Aussage zu deren Wirkung gemacht werden, wenn zusätzlich noch weitere Mängel im System bestehen. Aus diesem Grund gibt es so viele widersprüchliche wissenschaftliche Studienergebnisse. Dieses Problem kann auch nicht mit der regelmäßigen Forderung nach weiteren Studien gelöst werden, wenn diese den systembiologischen Ansatz ebenfalls missachten. Hier beißt sich die Katze in den Schwanz, denn angewandte Systembiologie bedeutet: ganzheitlich Zusammenhänge erkennen, in Zusammenhängen denken und handeln. Sie eröffnet, dass in der Therapie von chronisch Kranken alle negativen Faktoren in der Lebensweise und im System Mensch korrigiert werden müssen. Diese biologischen Grundlagen betreffen ebenso die ME/CFS (LCS)-Patienten, bei denen alle Mängel durch ein entsprechendes Therapiekonzept behoben werden müssen.

Das Aquarium-Modell

Die Grundlagen aus der Evolutionsbiologie, der Zellbiologie und der Systembiologie werden in einem einprägsamen Modell noch einmal verdeutlicht. Das sogenannte Aquarium-Modell schildert bildhaft die Lebenssituation von Fischen, die sich einerseits im verschmutzten Wasser und andererseits im klaren Wasser befinden. Im übertragenen Sinne stehen die Fische stellvertretend für die Zellen und das Wasser in den Aquarien für die extrazelluläre Matrix im menschlichen Organismus. In einem trüben, schmutzigen Wasser verliert der Fisch mit der Zeit seine Vitalität. Seine geistigen und körperlichen Leistungsfähigkeiten verringern sich zunehmend. Der Fisch bekommt nach und nach Beschwerden und wird schließlich chronisch krank. Selbstverständlich benötigt er in diesem Zustand eine qualifizierte medizinische Behandlung.

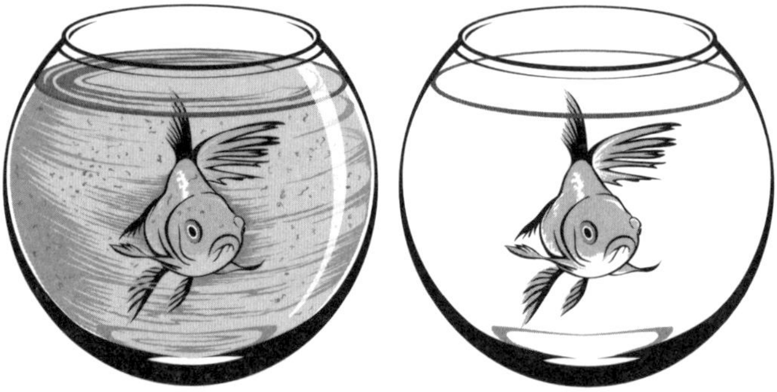

Das Aquarium-Modell mit Fisch in einem schmutzigen und in einem klaren Wasser

Der therapeutische Ansatz der universitären Medizin zielt, vereinfacht ausgedrückt, darauf ab, den Gesundheitszustand des chronisch kranken Fischs mit Medikamenten zu verbessern. Ambulant oder stationär erhält er Medikamente, verschiedene Infusionen oder beides. Damit werden seine Symptome beseitigt und seine schlechten Laborwerte weitgehend wieder normalisiert und stabilisiert. Durch diese Behandlungsmaßnahmen kann der Fisch mit dem chronischen Leiden noch lange Zeit am Leben erhalten werden. Jedoch wird er allein durch eine medikamentöse Therapie nicht wieder gesund.

Der therapeutische Ansatz der Naturheilkunde dagegen kümmert sich nicht primär um den Fisch, sondern zielt zuerst darauf ab, das Wasser im Aquarium zu reinigen. In der Naturheilkunde wird davon ausgegangen, dass der Fisch nur in einem sauberen Wasser wieder gesund werden kann. Damit die Sanierung des Wassers beziehungsweise der extrazellulären Matrix erfolgreich ist, muss sie in ein »ganzheitlich-systembiologisches« Therapiekonzept eingebunden sein.

Durch diese zwei verschiedenen Handlungsweisen entstand zwischen der universitären Medizin und der Naturheilkunde eine Gegensätzlichkeit, die angesichts der biologischen Grundlagen völlig unnötig und unverständlich ist. Beide Therapieansätze haben absolut ihre Berechtigung. Die universitäre Medizin in der sofortigen Intervention bei einer akuten Erkrankung, zur Lebensrettung und zur Vermeidung von Komplikationen. Die Naturheilkunde dagegen im Sinne einer ursächlich ausgerichteten Behandlung, die mittel- bis langfristig eine Heilung ermöglichen kann.

Wenn das Aquarium-Modell in Zukunft von beiden »medizinischen Schulen« gleichsinnig gesehen wird – die Zelle demnach im Kontext mit ihrer Umgebung wahrgenommen wird – dann lösen sich die heutigen Widersprüche zwischen der universitären Medizin und der Naturheilkunde von allein auf.

Die gemeinsame biologische Sichtweise und deren praktische Umsetzung müssen zum Wohle der Patient:innen dringend auf den Weg gebracht werden. Nur so kann die Selbstheilung von chronisch kranken Patient:innen – wie die von ME/CFS (LCS)-Patient:innen – wirkungsvoll unterstützt werden.

Zentral für unsere Gesundheit: die vier Grundregulationen

Der Histologe Alfred Pischinger (1899–1983) erkannte die vier grundlegenden Regulationen im menschlichen Organismus und nannte sie die »Grundregulationen«. Bei diesen vier Grundregulationen handelt es sich um das vegetative Nervensystem, das Herz-Kreislauf-System, das Immunsystem und das Hormonsystem. Alle vier dienen in erster Linie der lebensnotwendigen Regulation der extrazellulären Matrix und des Zellstoffwechsels. Die zentrale Steuerung der vier Grundregulationen erfolgt durch spezielle Zentren im Gehirn. Dort werden Signale aus der extrazellulären Matrix und aus den Organen empfangen, ausgewertet und entsprechende Regulationsvorgänge in die Wege geleitet [26].

Die Biologie zeigt uns: Alle vier Grundregulationen müssen gut »funktionieren«. Nur so erhält der Körper eine saubere extrazelluläre Matrix, sprich: eine gute Versorgung der Zellen, ein bewegliches Immunsystem, eine intakte Kommunikation zwischen den Zellen und letztlich eine ausreichende ATP-Produktion in den Zellen (Energiebildung).

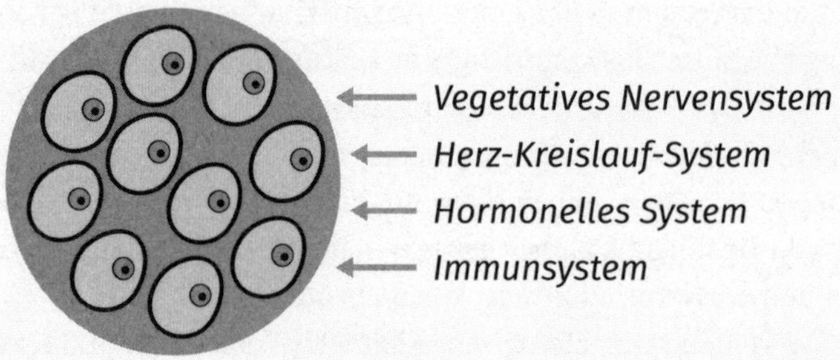

Die vier Grundregulationen nach Pischinger

Das vegetative Nervensystem

Der Teil des Nervensystems, der nicht mit dem Willen gesteuert wird, ist das vegetative Nervensystem. Seine Nervenfasern reichen von den vegetativen Zentren im Gehirn zu Organen wie Herz, Bronchien, der Lunge, Drüsen, Verdauungstrakt oder Blutgefäße. Über diese vegetativen Zentren reguliert und koordiniert es vielfältige Funktionen wie zum Beispiel den Herzschlag, den Blutdruck, die Atmung oder die Verdauung.

Diese unbewusst ablaufenden Regulationsvorgänge der Organfunktionen sind weitestgehend bekannt. Bisher wenig beachtet wurde, dass nahezu die Hälfte der vegetativen Nervenfasern nicht zu Organen gelangen, sondern blind in der extrazellulären Matrix enden. Dort registrieren sie die chemischen Verhältnisse und melden sie an die vegetativen Zentren im Gehirn, in denen die eingehenden Informationen ausgewertet werden. Anschließend erfolgen die notwendigen regulativen Schritte nicht nur in Richtung der Organe, sondern ebenso wieder zurück in die extrazelluläre

Matrix. Über das vegetative Nervensystem wird somit das »Urmeer« in uns – die extrazelluläre Matrix – permanent kontrolliert und korrigiert.

Auch psychische Reize verändern über das vegetative Nervensystem die extrazelluläre Matrix. Jeder Stressreiz führt zur Ausschüttung des Stresshormons (Noradrenalin) in die extrazelluläre Matrix. Auf diese Weise wird durch das Noradrenalin (ein Botenstoff) der Stoffwechsel der Zellen auf »Flucht oder Kampf« ausgerichtet und in eine Energie verbrauchende, abbauende (katabole) Richtung verschoben.

Auf beruhigend wirkende Reize dagegen schütten die vegetativen Nervenfasern das Erholungshormon (Acetylcholin) in die extrazelluläre Matrix aus. In der Folge wird der Stoffwechsel der Zellen auf Erholung und Regeneration ausgerichtet und damit in eine aufbauende (anabole), regenerative Richtung verschoben.

Dieser notwendige Wechsel zwischen Leistung und Erholung, also zwischen Verbrauch und Regeneration, ist in der heutigen Zeit durch chronische Stressbelastungen stark in Richtung des katabolen Stoffwechsels der Zellen verschoben worden. Die enorm wichtigen Phasen der Regeneration mit einem anabolen Stoffwechsel kommen dabei zu kurz. Die Zellen können dauerhaft jedoch nicht nur Leistungen erbringen und Energie verbrauchen. Sie benötigen unbedingt ebenso ausreichend Zeit für ihre Regeneration.

Diese Zusammenhänge verdeutlichen die negativen Auswirkungen von chronischem Stress auf den Stoffwechsel der Zellen, auf deren Regeneration und auf ihre Energieausstattung. Somit ist eine intakte vegetative Regulation für die Behandlung von ME/CFS (LCS)-Patient:innen ebenfalls sehr bedeutsam. Zur Förderung der Heilvorgänge sind deshalb die Vermeidung von Stresseinflüssen und Maßnahmen zur Entspannung eine absolute Notwendigkeit.

Das Herz-Kreislauf-System

Zu der Funktionsweise des Herz-Kreislauf-Systems überwiegt noch folgende Vorstellung: Das Blut wird vom Herzen einmal im Kreis durch den Körper gepumpt. Diese vereinfachte Vorstellung, dass die »Herzpumpe« das Blut in einem geschlossenen Röhrensystem im Kreis am Fließen hält, entspricht nicht den exakten biologischen Gegebenheiten. Tatsächlich wird das sauerstoff- und nährstoffreiche Blut vom Herzen über die Arterien hinaus in den Körper gepumpt. Es fließt über die kleinen arteriellen Kapillaren in alle Bereiche der Organe, um dort die Zellen zu versorgen. Nirgendwo im Körper berühren jedoch die arteriellen Kapillaren direkt die Zellen. Zwischen ihnen und den Zellen befindet sich immer die extrazelluläre Matrix. Der lebensnotwendige Sauerstoff und die Nährstoffe gelangen also zunächst in die extrazelluläre Matrix und von dieser zu den Zellen.

Das Herz befördert somit das sauerstoff- und nährstoffhaltige Blut hinaus in den Körper und beliefert gewissermaßen die extrazelluläre Matrix. Alle diese Substanzen müssen demnach von den arteriellen Kapillaren erst die Wegstrecke durch die extrazelluläre Matrix zu den Zellen zurücklegen – sie müssen zu den Zellen diffundieren (wandern). Die Durchgängigkeit der extrazellulären Matrix spielt deshalb für die Ernährung der Zellen eine existenzielle Rolle.

In den Zellen wiederum werden Substanzen auf- und abgebaut und die Abfallstoffe in die extrazelluläre Matrix abgegeben. Diese Abfallstoffe müssen selbstverständlich regelmäßig aus der extrazellulären Matrix entfernt werden. Für den Abtransport kleiner Partikel sind die venösen Kapillaren zuständig und für die großen Partikel die lymphatischen Kapillaren. Über nachfolgende größere venöse und lymphatische Gefäße werden die Abfallstoffe dann weiter zu den Ausscheidungsorganen Lunge, Leber und Nieren transportiert.

Es stellt sich nun die Frage: Wenn das Herz das sauerstoff- und nährstoffreiche Blut praktisch nur in den Körper hinauspumpt – welche Pumpe ist dann für den Rückfluss zum Herz zuständig?

In den Venen und Lymphgefäßen befindet sich eine glatte Muskulatur, die den Blutfluss antreibt. Die venösen und lymphatischen Kapillaren haben dagegen keine glatte Muskulatur, sie können nicht selbstständig das Blut weitertransportieren. Der wesentliche Antrieb für den Rückfluss des Blutes in Richtung Herz im Kapillarstromgebiet kommt folglich von der Skelettmuskulatur. Bei jeder Kontraktion von Skelettmuskelfasern werden kleinste venöse und lymphatische Kapillaren zusammengedrückt. Da sie bereits klappenähnliche Gebilde besitzen, ist die Strömung des Blutes oder der Lymphe in ihnen immer zum Herz hin ausgerichtet.

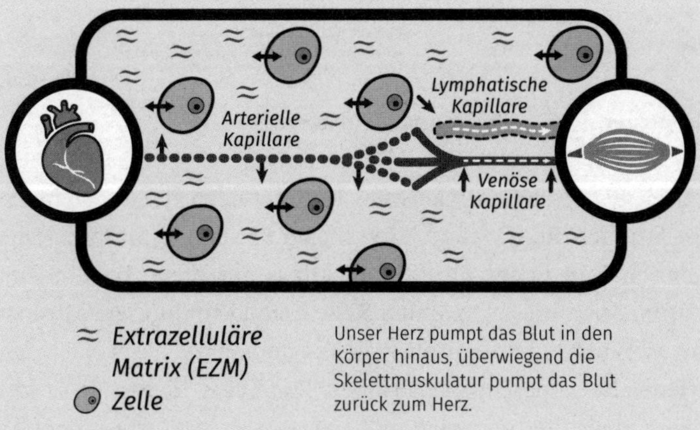

Unser Herz pumpt das Blut in den Körper hinaus, überwiegend die Skelettmuskulatur pumpt das Blut zurück zum Herz.

Das Herz-Skelettmuskel-Kreislauf-System

Ohne ausreichend aktive und funktionsfähige »Muskelpumpe« kommt es unweigerlich zu einem Stau in den venösen und lymphatischen Kapillaren bis hinein in die extrazelluläre Matrix. Die Abfallstoffe in ihr werden nun nicht mehr ausreichend abgeführt. Mit der Zeit verdichtet sich die extrazelluläre Matrix, und die Diffusion von Sauerstoff und Nährstoffen von den arteriellen Kapillaren zu den Zellen wird dadurch behindert. Ohne eine intakte »Muskelpumpe« wird die Zellversorgung mehr und mehr eingeschränkt. Die betroffenen Zellen leiden, werden krank und sterben schließlich vermehrt ab.

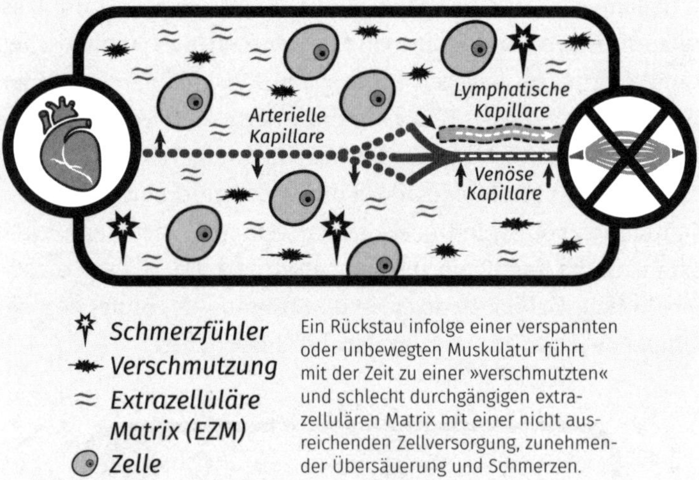

Ein Rückstau infolge einer verspannten oder unbewegten Muskulatur führt mit der Zeit zu einer »verschmutzten« und schlecht durchgängigen extrazellulären Matrix mit einer nicht ausreichenden Zellversorgung, zunehmender Übersäuerung und Schmerzen.

Dekompensierte zellbiologische Prozesse

Der menschliche Organismus benötigt deshalb ein regelmäßiges, ausreichendes Maß an körperlicher Bewegung. Sie fördert den venösen und lymphatischen Rückfluss aus der extrazellulären Matrix. Auch im sogenannten Ruhezustand sind unsere Muskeln mit zwei bis drei Prozent ihrer Fasern andauernd aktiv. Nach dem Wiener Neuropsychologen Hubert Rohracher dienen diese fortwährenden, alternierenden und autonomen Muskelfaserkontraktionen der Körperwahrnehmung, der Thermogenese (Wärmebildung auf 37 Grad) und der Reinigung der extrazellulären Matrix. Eine intakte, nicht verspannte Muskulatur in Ruhe und eine regelmäßig bewegte Muskulatur ist demnach eine wesentliche Voraussetzung für saubere Verhältnisse in der extrazellulären Matrix [32].

Vielfältige Einflüsse wie chronischer Stress, monotone Tätigkeiten, Witterungseinflüsse wie Hitze, Kälte, Nässe führen durch anhaltende Muskelverspannungen zu »Verschlackungen« in der extrazellulären Matrix. Der heutige allgemeine Bewegungsmangel verstärkt zusätzlich diese negativen Veränderungen. Sie beeinträchtigen nicht nur die Versorgung der Zellen, sondern lösen auch Schmerzen und Entzündungen aus.

Für die Therapie von ME/CFS (LCS)-Patient:innen sind das bedeutsame Aspekte, da von dem regelrechten Rücklauf des Blutes letztlich auch eine ausreichende ATP-Produktion (Energiebildung) der Zellen abhängt. Da diese Patient:innen sich aber nur in einem geringen Ausmaß bewegen können, muss die Mikrozirkulation durch die Physiotherapie wieder in Gang gebracht werden. Das bedeutet: Die »Muskelpumpe« muss normalisiert, aktiviert und aufgrund der besonderen Situation dieser Patient:innen durch therapeutische Verfahren wie die biomechanische Stimulation nach Prof. Nazarov »ersetzt« und wieder regelrecht in Gang gebracht werden.

Das Immunsystem

Die Abwehrzellen des Immunsystems sind die einzigen Zellen, die aus dem Blut durch die Kapillarwände in die extrazelluläre Matrix übertreten können. Sie sind beweglich und spüren dort Viren, Bakterien und Fremdstoffe auf. Die Abwehr von Krankheitserregern findet in erster Linie in der extrazellulären Matrix statt. Eine wesentliche Grundvoraussetzung für ein erfolgreich agierendes Immunsystem ist demnach eine saubere, gut durchlässige extrazelluläre Matrix.

Ob das Immunsystem gut oder schlecht funktioniert, zeigt sich eindrucksvoll am Ineinandergreifen der vier Grundregulationen: Werden zum Beispiel Abfälle aus dem Zellstoffwechsel oder Schadstoffe wie Schwermetalle, Toxine und Übersäuerungen über die venösen und lymphatischen Kapillaren nicht ausreichend abgeleitet, kommt es zu Verdichtungen in der extrazellulären Matrix. In der Folge gelangen Sauerstoff, Nährstoffe und Hormone nur noch schwer zu und in die Zellen. Zudem behindert ein solch verdichteter Zustand der extrazellulären Matrix die Bewegungsfähigkeit und somit die Funktionsfähigkeit der Abwehrzellen. Das Immunsystem ist nun gezwungen, sich andauernd hochzufahren, um in diesen negativen Verhältnissen doch noch agieren zu können. Darüber hinaus versucht es, über sogenannte reaktive Entzündungen die Verhältnisse in der extrazellulären Matrix zu verbessern, sprich, neu zu gestalten und damit wieder durchlässiger zu machen. Weiterhin ist die Aktivierung des Immunsystems ein wesentlicher Grund für chronisch unterschwellige Entzündungen (Silent Inflammation).

Eine solche Silent Inflammation und ein dauerhaft aktiviertes Immunsystem werden gegenwärtig als Mitverursacher für das ME/CFS (LCS) angesehen. Auch aus diesem Grund sind für ME/CFS (LCS)-Patient:innen therapeutische Maßnahmen zur Reinigung der extrazellulären Matrix und zur Normalisierung der Reaktionsfähigkeit des Immunsystems von existenzieller Bedeutung.

Das Hormonsystem

Hormone sind Botenstoffe, die der Kommunikation zwischen den Zellen und der Steuerung der Stoffwechselfunktionen dienen. Die verschiedenen Hormone des Körpers werden in speziellen Hormondrüsen produziert und über das Herz-Kreislauf-System in den Körper hinausgeleitet. Dort gelangen sie über die extrazelluläre Matrix zu allen Zellen. Diese weisen in ihren Membranen (Zellwänden) vielfältige Rezeptoren für Hormone beziehungsweise Botenstoffe auf. Zellen, die von einem bestimmten Hormon ange-

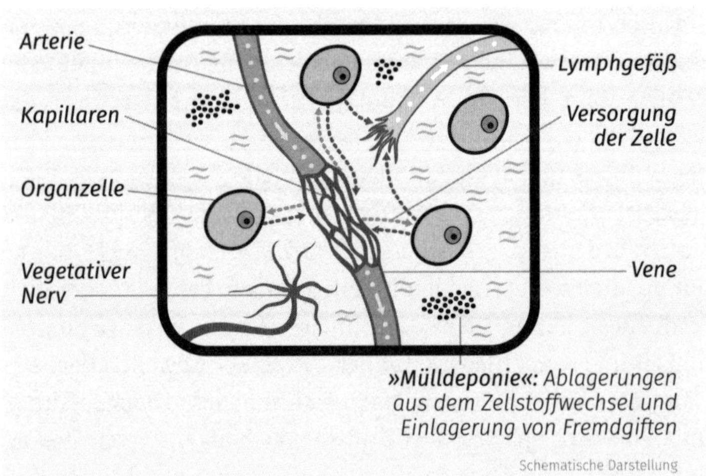

Der Pischinger Raum – die Grundregulation nach Pischinger

sprochen werden sollen, besitzen die entsprechenden Rezeptoren. Zellen, die von bestimmten Hormonen nicht angesprochen werden sollen, besitzen keine passenden Rezeptoren. Das stellt ein einfaches, aber sehr wirkungsvolles »Schlüssel-in-Schloss«-Prinzip dar. Eine Voraussetzung für die erfolgreiche Kommunikation zwischen den Zellen ist, dass die Botenstoffe die Zellen überhaupt erreichen. Auch dafür muss die extrazelluläre Matrix unbedingt sauber und durchgängig sein.

Problematisch: Prozesse, die die ATP-Produktion stören

- Störungen der Sauerstoffversorgung der Zellen

Eine andauernde, ausreichende Sauerstoffversorgung aller Zellen ist für deren ATP-Produktion unabdingbar. Davon hängen sämtliche Funktionen der Zelle und letztlich auch ihr eigenes Überleben ab. Aus der eingeatmeten Luft durchdringt der Sauerstoff die Wände der Lungenbläschen und gelangt in das Lungengewebe. Dort wird er in den feinsten Kapillaren (kleinste Blutgefäße) an die roten Blutkörperchen (Erythrozyten) gebunden. Der Übertritt von Sauerstoff aus den Lungenbläschen in die Kapillaren kann durch eine krankhafte Vermehrung von Bindegewebe behindert werden. Eine solche »Verdickung des Lungengewebes« wird als Lungenfibrose bezeichnet. Starke entzündliche Reaktionen in der Lunge zum Beispiel infolge einer akuten Viruserkrankung können zu einer solchen Komplikation führen. Bei einem postviralen Erschöpfungssyndrom wie nach einer Covid-19-Infektion sollte deshalb immer eine mögliche Vernarbung von Lungengewebe oder auch eine andere Lungenerkrankung ausgeschlossen werden. Manchmal kommt es bei schweren Verläufen einer Covid-19-Infektion auch infolge von Gerinnungsstörungen zu kleinen Blutgerinnseln (Thrombosen) und dadurch zu Lungenembolien. Hieraus resultiert dann ein vermehrtes Absterben von Lungengewebe mit zum Teil erheblichen Vernarbungen.

Für die Sauerstoffaufnahme fällt ein verdichtetes oder vernarbtes Lungengewebe aus. Die roten Blutkörperchen werden somit deutlich weniger mit Sauerstoff beladen, woraus bei den Zellen ein Sauerstoffmangel resultiert. In einer gesunden Lunge dagegen werden die Erythrozyten ausreichend mit Sauerstoff beladen. Das sauerstoffreiche Blut fließt zur linken Herzkammer und wird von dort über den arteriellen Blutstrom in den Körper hinausgeleitet. Dafür müssen ausreichend rote Blutkörperchen zur Verfügung stehen. Eine Blutarmut (Anämie) kann deshalb den Transport von Sauerstoff ebenso erheblich einschränken. Umgekehrt sollte das Blut aber auch nicht zu »dick« sein, da sich dadurch seine Fließfähigkeit deutlich verschlechtert. Ursachen für eine solche »Blut-Eindickung« sind ein Mangel an Wasser, eine krankhafte Überproduktion von roten Blutkörperchen oder anderen Blutzellen, Atemstillstände in der Nacht (eine Schlafapnoe) usw.

Ebenso von Bedeutung für die Sauerstoffversorgung ist die Leistungsfähigkeit des Herzmuskels. Eine Herzmuskelschwäche kann den Blutfluss erheblich verlangsamen. Der Transport von Sauerstoff und damit die Versorgung der Zellen werden durch ein schwaches Herz deutlich verringert.

Vom Herz wird das sauerstoffhaltige Blut in die arteriellen Blutgefäße gepumpt. Diese dienen ausschließlich der Weiterleitung, also dem reinen Weitertransport. Ein Übertritt von Sauerstoff und Nährstoffen aus dem Blut in die extrazelluläre Matrix findet aber nur im Kapillarstromgebiet statt. Deshalb wird die sogenannte Mikrozirkulation im Kapillarstromgebiet oft als die »Achillesferse der Zellversorgung« im Herz-Kreislauf-System bezeichnet, bildhaft ausgedrückt: Der ganze Transport nützt nichts, wenn die Ladung des LKWs von der letzten Wegstrecke (Mikrozirkulation) beziehungsweise vom Fabrikhof (extrazelluläre Matrix) nicht in die Fabrik (Zelle) gelangt.

Der Weg des Sauerstoffs aus der Atemluft über das Blut zu den Zellen ist wie beschrieben recht lang und auch störanfällig. Aus diesem Grund muss bei einem vermuteten Zellenergie-Defizit-

Syndrom auch die gesamte »Wegstrecke« des Sauerstoffs diagnostisch abgeklärt werden.

- Störungen der Mikrozirkulation

Die kleinsten Arterien münden in die arteriellen Kapillare. Über die arteriellen Kapillare gelangen Sauerstoff und Nährstoffe in die extrazelluläre Matrix und erreichen nach deren Durchwanderung (Diffusion) die Zellen. In den Zellen erfolgt dann das Ab- und das Umbauen der aufgenommenen Substanzen beziehungsweise in ihnen werden »die Stoffe gewechselt« (Stoffwechsel): Zum Beispiel wird Glukose abgebaut und aus der frei werdenden Energie ATP aufgebaut, oder aus Adenin (eine Nukleinsäure) und Ribose (eine Zuckerart) wird Adenosin (der Grundbaustein von ATP) gebildet.

Die aus dem gesamten Stoffwechsel resultierenden Abfallstoffe werden in die extrazelluläre Matrix abgegeben und von dort über die venösen und lymphatischen Kapillaren abgeleitet. Die venösen und lymphatischen Kapillaren münden über größere Venen und Lymphgefäße in den Blutkreislauf und führen »verbrauchtes« Blut zurück zum Herz. Von dort werden die Abfallstoffe den Ausscheidungsorganen wie Leber, Lunge und Nieren zugeführt. Die Zirkulation in den arteriellen, venösen und lymphatischen Kapillaren wird zusammen mit der Zirkulation der Flüssigkeit in der extrazellulären Matrix als Mikrozirkulation bezeichnet.

Kapillaren sind um ein Vielfaches dünner als ein menschliches Haar. Sie stellen in unserem Organismus ein riesiges Netzwerk mit einer gesamten Länge von etwa 100 000 Kilometern dar. Die Kapillaren bestehen lediglich aus einer sehr dünnen Wand (Basalmembran), die auf der Innenseite mit einer einzigen Lage von speziellen Zellen – den Endothelzellen – ausgekleidet sind.

Bei Virusinfekten wie zum Beispiel bei Covid-19 gelangt das Fremdeiweiß von den vom Immunsystem abgetöteten Viren ins Blut. Normalerweise werden solche Fremdeiweißpartikel von den Endothelzellen aufgenommen und in speziellen Zellorganellen (Lysosomen) in die einzelnen Eiweißbausteine (Aminosäuren) zerlegt. Danach werden die Aminosäuren zum Aufbau neuer Proteine wiederverwendet und somit recycelt. Die Lysosomen stellen, vereinfacht ausgedrückt, die Müllverbrennungs- und Wiederaufbereitungsanlagen der Zellen dar. Der Abbau dieser viralen Eiweißpartikel in den Endothelzellen ist zur »Reinigung« der Kapillaren-Basalmembran sehr bedeutsam. Zur Erinnerung: Die Kapillaren bestehen aus einer Endothelschicht und einer darunterliegenden Basalmembran. Vermehrte Eiweißanlagerungen auf den Basalmembranen – eine Verdickung – stellen eine Behinderung des Übertritts von Sauerstoff und Nährstoffen von der arteriellen Kapillare in die extrazelluläre Matrix dar.

Bei manchen Patient:innen besteht eine gewisse lysosomale Abbauschwäche, sodass bei ihnen der Eiweißabbau eingeschränkt ist. Fallen dann nach einer Virusinfektion große Mengen an viralen Eiweißpartikeln an, so kann die Abbaukapazität der Lysosomen rasch überschritten werden. Ein Teil der viralen Eiweißpartikel wird dann nicht mehr abgebaut. Dadurch wird nicht nur die Basalmembran verdichtet, zudem gelangen auch virale Eiweißpartikel in die extrazelluläre Matrix und lagern sich ebenfalls dort vermehrt ab. Beide so entstandenen »Eiweiß-Deponien« behindern sowohl den Übertritt von Sauerstoff und Nährstoffen von den Kapillaren in die extrazelluläre Matrix als auch deren Diffusion durch die extrazelluläre Matrix zu den Zellen. Beides führt letztlich dazu, dass in den betroffenen Zellen weniger oder nicht ausreichend ATP gebildet werden kann. Solche Ablagerungen von viralem Fremdeiweiß müssen deshalb beim ME/CFS (LCS) in Betracht gezogen werden.

Hinzu kommt, dass das virale Fremdeiweis auch zu erheblichen entzündlichen Reaktionen in den Endothelzellen führt. Daraus resultieren eine weitere Verdickung der Basalmembran und eine Schwellung der Endothelzellen. Der Kapillarquerschnitt wird dadurch enger und der Blutfluss verlangsamt. Somit kommt zur Verdickung der Basalmembran der Kapillaren, der Verdichtung der extrazellulären Matrix, noch eine Störung der Mikrozirkulation hinzu, die das Zellenergie-Defizit-Syndrom weiter verstärkt.

■ Störungen in der extrazellulären Matrix

Jede Zelle hängt existenziell von der extrazellulären Matrix ab, weshalb diese permanent sauber und durchgängig gehalten werden muss. Aus ihr – der Mater – bedienen sich die Zellen wie aus einer »Ernährungsflüssigkeit«. Für die Reinigung der extrazellulären Matrix ist es notwendig, dass der Abtransport von Abfallstoffen über die venösen und lymphatischen Kapillaren stets funktioniert.

Der Zustand der extrazellulären Matrix schwankt je nach Wassergehalt, nach den Säure-Basen-Verhältnissen, nach Ablagerungen von Schadstoffen zwischen einem flüssigeren Sol- und einem festeren Gelzustand. Im Solzustand ist sie gut durchgängig, im Gelzustand ist sie verdichtet und deshalb wenig durchgängig. Solzustände ermöglichen primär die Zellernährung, Gelzustände ergeben eine gewisse »Festigkeit« zur Formerhaltung der Gewebe. Beide Zustände sind für unseren Körper natürlich, sie müssen jedoch in einer ausgewogenen Balance bleiben: Keiner der beiden darf überwiegen.

Nach einer Virusinfektion – wie nach einer Covid-19-Infektion – belasten Viruspartikel von abgetöteten Viren und Zelltrümmer von abgestorbenen Zellen (die Viren haben Zellen abgetötet) die extrazelluläre Matrix. Die Fremdeiweiße (Antigene) aus den abgestorbenen Viren haben oft ein sehr hohes Molekulargewicht und damit eine beträchtliche räumliche Größe. Diese großen Partikel stellen für den Abtransport aus der extrazellulären Matrix ein Problem dar. Über venöse Kapillaren werden lediglich Partikel mit einem Molekulargewicht von maximal 20 000 abtransportiert. Über lymphatische Kapillaren, die mit ihren Öffnungen blind in der extrazellulären Matrix beginnen, werden deutlich größere Partikel abtransportiert. Jedoch neigen allzu große Eiweißpartikel dazu, die Öffnungen der lymphatischen Kapillaren zu verstopfen. Dadurch lösen sie Blockaden im lymphatischen Abtransport aus und verhindern die Reinigung der extrazellulären Matrix.

Im Zuge der Aufräumarbeiten nach einer Virusinfektion heften sich zunächst Antikörper an die viralen Antigene. Dadurch werden die Antigene für die Abwehrzellen markiert. Diese »Antigen-Antikörper-Komplexe« (Immunkomplexe) werden von den Fresszellen (Makrophagen) vertilgt und somit abgeräumt. Funktioniert der Abbau der »Antigen-Antikörper-Komplexe« durch die Fresszellen nicht ausreichend, so verbleiben Reste davon in der extrazellulären Matrix und werden zum Problem.

Für diesen Abbauvorgang benötigen die Fresszellen Enzyme. Um Enzyme produzieren zu können, benötigen die Fresszellen wiederum eine ausreichende Versorgung mit Mikronährstoffen. Deshalb sollte bei ME/CFS (LCS)-Patienten immer auf eine ausreichende Versorgung mit Mikronährstoffen geachtet werden.

»Matrix-Belastungen« – also zum Beispiel große Viruspartikel – stören folglich die vier Grundregulationen, die Zellversorgung, die ATP-Produktion und die Regeneration. Bei Verdacht auf negative Veränderungen in der extrazellulären Matrix haben sich die Behandlungsmethoden der Naturheilkunde wie die ausleitenden Verfahren, die Therapie einer latenten Übersäuerung (Azidose), eine Ernährungsumstellung oder auch Kneipp'sche Anwendungen bewährt.

Fatale Folgen einer Störung

Betrachten wir noch einmal zusammenfassend die unterschiedlichen Störmöglichkeiten der Versorgung der Zellen mit Sauerstoff und Nährstoffen. Für eine ungestörte Versorgung der Zellen mit Sauerstoff und Nährstoffen müssen viele Faktoren zusammenspielen: Hierzu gehören eine gesunde Lunge, ein normal zusammengesetztes Blut, ein gut funktionierendes Herz-Kreislauf-System, eine durchgängige Basalmembran in den Kapillaren und eine saubere extrazelluläre Matrix. Diese Faktoren müssen wie Zahnräder ineinandergreifen, denn sie sind alle für eine ausreichende ATP-Produktion und somit zur Vermeidung eines Zellenergie-Defizit-Syndroms unabdingbar.

Bei Verdacht auf ME/CFS (LCS) müssen alle diese »Zahnräder« der Zellversorgung auf mögliche Störungen und negative Veränderungen hin untersucht werden. Die Lunge, das Herz, die Zusammensetzung des Blutes, der Sauerstoffgehalt des Blutes, die Mikronährstoffversorgung und der ATP-Gehalt der Zellen müssen diagnostisch abgeklärt werden. Das ist einerseits notwendig, um primäre Erkrankungen, die eine rasche Erschöpfung und eine chronische Müdigkeit auslösen, auszuschließen. Anderseits aber auch, um den bisher unbekannten Ursachen des ME/CFS (LCS) auf die Spur zu kommen. Die Suche nach möglichen Ursachen für ein Zellenergie-Defizit-Syndrom muss selbstverständlich auch die Funktion der Mitochondrien einschließen.

Fundamental: die Mitochondrien

Die Bedeutung der Mitochondrien ist für das Verstehen von ME/CFS (LCS) überaus wichtig. Denn durch einen ATP-Mangel können nahezu alle Symptome dieser Erkrankung weitgehend erklärt werden. Folglich muss eine Minderfunktion oder gar ein Ausfall von Mitochondrien bei ME/CFS (LCS) immer in Betracht gezogen werden.

Evolutionsbiologisch gesehen sind unsere Körperzellen die Nachfahren der ersten Einzeller. In den Urzeiten stand diesen noch kein Sauerstoff zu Verfügung. Mit zunehmender Entwicklung der Sauerstoffatmosphäre spezialisierten sich kernlose Proteo-Bakterien auf die Verwertung von Sauerstoff zur Energiegewinnung. Diese Proteo-Bakterien sind die Vorfahren unserer Mitochondrien. Ihre erfolgreiche Energiegewinnung mithilfe von Sauerstoff wurde von Archaea-Bakterien, die keinen Sauerstoff verwerten konnten, als äußerst vorteilhaft erkannt. Für sie war Sauerstoff ein pures Gift. Um weiter in der zunehmend sauerstoffhaltigen Atmosphäre überleben zu können, vereinigten sich die Archaea-Bakterien mit den Proteo-Bakterien. Sie nahmen die Proteo-Bakterien, die später als Mitochondrien bezeichnet wurden, in sich auf, ohne diese zu zerstören. Aus zwei unterschiedlichen Bakterien entstand so zum gegenseitigen Nutzen eine neue, gemeinsame Zelle – die perfekte Symbiose. Deshalb besitzen die

Mitochondrien bis heute ihre eigene Erbinformation (DNA) in Form einer ringförmigen DNA. Dagegen liegt die DNA unserer Körperzellen im Zellkern.

Die Wichtigkeit der Mitochondrien macht auch die Entstehung eines neuen Lebens deutlich: In der Eizelle befinden sich ca. hunderttausend Mitochondrien, um diese optimal zu schützen und zu versorgen. Interessanterweise befinden sich in den Spermien lediglich die DNA der Körperzellen des Vaters. Diese vereinigt sich mit der DNA der Mutter. Demnach erhält jeder neue Mensch seine Mitochondrien ausschließlich von der Mutter.

Bis auf die Erythrozyten sind alle Körperzellen mit durchschnittlich ca. eintausend bis dreitausend Mitochondrien ausgestattet. In ihnen werden normalerweise 90 Prozent des aufgenommenen Sauerstoffes verbrannt. Die Mitochondrien sind jedoch keine reinen »Kraftwerke«, die nur der ATP-Produktion dienen. Sie sind in einigen Bereichen weitgehend eigenständig. So können sich Mitochondrien neu bilden, sich in ihrer Anzahl vermehren und auch Proteine aufbauen. Ihre wichtigste Funktion ist die ATP-Produktion durch den Abbau von Glukose, von Aminosäuren, Fettsäuren oder Ketonkörpern. Sie versorgen die Zelle mit ATP – einen adäquaten Ersatz gibt es dafür nicht. Für jede Körperzelle beziehungsweise für den gesamten menschlichen Organismus birgt somit eine mitochondriale Dysfunktion äußerst negative Auswirkungen bis hin zu einer existenziellen Gefährdung.

Die Mitochondrien und ihre Funktion

Dazu schreibt Dr. med. Heinrich Kremer, der Begründer der Cellsymbiosistherapie®, die sich mit der Mitochondrienfunktion beschäftigt: »Leben und Gesundheit sind primär abhängig von der intakten Leistungsfähigkeit unserer Zellsymbionten in allen menschlichen Zellsystemen. Dies begründet sich auf dem uralten Erbe einer in der Naturgeschichte einzigartigen und einmaligen Fusion einer einfachen mikrobiellen Stammzelle mit bakteriellen Symbionten, die seit nunmehr 150 Jahren als Mitochondrien bezeichnet werden.«

Lange Zeit galten mitochondrial bedingte Krankheiten in der Medizin als rein genetisch – primäre Mitochondriopathie – verursacht. Von diesen primären Mitochondriopathien sind vor allem Kleinkinder betroffen, die dadurch erhebliche Entwicklungsstörungen im Gehirn und in der Muskulatur aufweisen. Es handelt sich hierbei um Erbkrankheiten, die bis heute nicht heilbar sind und nur symptomatisch behandelt werden können.

In den letzten Jahren setzte sich zunehmend die Erkenntnis durch, dass es auch erworbene, sogenannte sekundäre Mitochondriopathien gibt. Diese werden durch chronische Entzündungen, durch psychischen und physischen Dauerstress, durch Bewegungsmangel, durch eine ungesunde Ernährung, durch Medikamente, durch Schwermetalle oder durch Umweltgifte ausgelöst.

Störungen der mitochondrialen Funktion bewirken bei den Betroffenen einen erheblichen Energieverlust ihrer Zellen. Dieser Energieverlust führt zu einer raschen Erschöpfung, einer starken Müdigkeit, einem Leistungsabfall, Muskel und Gelenkschmerzen usw. Alle diese Symptome finden sich eins zu eins beim ME/CFS (LCS). Es ist daher nicht verwunderlich, dass bei Untersuchungen von Patient:innen mit ME/CFS (LCS) ein ATP-Mangel in den Zellen nachgewiesen wurde [23]. Weiterhin wurde ein ATP-Mangel ebenfalls bei Epstein-Barr-Virus-Infektionen [35], bei zellulärem Sauerstoffmangel [3] und bei neurodegenerativen Erkrankungen [6] nachgewiesen.

Durch die Bestimmung des ATP-Gehalts in den Leukozyten lässt sich eine mitochondriale Dysfunktion nachweisen und auch ihre Ausprägung bestimmen (quantifizieren). Dieser Laborparameter ist ein entscheidender Wert für die Feststellung einer Mitochondriopathie.

Eine interessante Forschungsarbeit zu dieser Thematik veröffentlichten im Jahre 2012 der Umweltmediziner Professor Dr. med. Wolfgang Huber und der Laborarzt Dr. med. Volker von Baehr unter dem Titel: »Teststudie über die Behandlung der sekundären Mitochondriopathie«. In diese Studie wurden 21 ME/CFS-Patient:innen aufgenommen. Das ATP in den Leukozyten und der Entzündungsbotenstoff »TNF-alpha« (Tumor-Nekrose-Faktor alpha) wurden zu Beginn und nach einer viermonatigen Behandlungszeit bestimmt. Die Proband:innen nahmen während dieser vier Monate verschiedene Mikronährstoffe ein, die für die mitochondriale Funktion unentbehrlich sind: Alpha-Liponsäure, Vitamin D, Vitamin B_1, B_6, B_{12}, L-Tryptophan, Q10 und Acetylcystein/Glutathion. Zusätzlich bekamen sie noch Curcumin- und Weihrauchpräparate zur Hemmung von entzündlichen Prozessen, da bei chronisch unterschwelligen Entzündungen ebenfalls ein Mangel an ATP in Leukozyten nachgewiesen wurde. Weiterhin nahmen die Proband:innen täglich Zeolith (sogenannte Vulkanerde) zur Darmsanierung und zur Entgiftung ein.

Zu Beginn der Studie wiesen alle 21 ME/CFS-Patient:innen deutlich verminderte ATP-Werte auf. Im Schnitt lagen sie knapp 50 Prozent unter den Normalwerten von gesunden Personen. Nach der viermonatigen Therapiezeit wurde bei 17 der 21 Patient:innen ein unterschiedlich hoher Anstieg des ATP-Wertes von 10 % (niedrigster Wert) bis zu 500 % (höchster Wert) gemessen, der mit einer Verbesserung der Befindlichkeit, der Leistungsfähigkeit und weiterer Symptome einherging. Lediglich vier Patient:innen profitierten nicht von der Behandlung. Bei ihnen kam es in den vier Monaten sogar zu einem weiteren Abfall der ATP-Werte. So liegt die Vermutung nahe, dass hier andere Ursachen für die mitochondriale Dysfunktion verantwortlich waren.

Da die Mehrzahl der ME/CFS-Patient:innen in dieser Studie von der erwähnten Therapie deutlich profitierte, sollte sie in jedem Fall bei einem ATP-Mangel infolge einer mitochondrialen Dysfunktion und einer Silent Inflammation zum Einsatz kommen. Ein solcher Versuch ist gerechtfertigt, da man mit diesen nebenwirkungsfreien Präparaten in keiner Weise einen Schaden anrichten kann.

Bei den Proband:innen wurde der Entzündungsbotenstoff »TNF-alpha« mitbestimmt, da der Zusammenhang zwischen einer mitochondrialen Dysfunktion und einer Silent Inflammation seit der Veröffentlichung »Stickstoffmonoxid und nitrosativer Stress« von Martin Pall im Jahre 2007 bekannt ist [25]. Darin wird beschrieben, dass der Körper aus der Aminosäure Arginin und aus Sauerstoff die Verbindung Stickstoffmonoxid (NO) bildet. NO ist ein wichtiges Signalmolekül (Botenstoff) im Herz-Kreislauf-System und sorgt für die Weitstellung der Blutgefäße. Für diese Enddeckung erhielten Furchgott, Ignarro und Murad 1998 den Nobelpreis. In ihren Forschungen fanden sie jedoch auch heraus, dass neben den positiven Eigenschaften ein Zuviel an NO sich schädlich auswirkt.

Zu einer erhöhten NO-Synthese kommt es durch chronische Entzündungen, virale Infektionen, chronischen psychischen und/oder körperlichen Stress, Chemikalien wie Lösungsmittel, Pestizide, Herbizide, nitratreiche Nahrungsmittel, Schwermetalle und Einnahme bestimmter Medikamente. Als Nebenprodukt der NO-Synthese entsteht Citrullin, das im Urin gemessen werden kann und als Marker für die NO-Belastung dient. Ein Zuviel an NO wird als nitrosativer Stress bezeichnet. Dieser führt unter anderem zur vermehrten Ausschüttung von Entzündungsbotenstoffen wie Interleukin 1 (IL 1), IL 6, IL 8, NF kappa B, TNF-alpha, die wiederum bei der Entstehung und Chronifizierung einer Silent Inflammation eine große Rolle spielen. Weiterhin kommt es durch die Oxidation von NO zu aggressiven freien Radikalen (Stickoxide), welche die Mitochondrien schädigen und damit einen ATP-Mangel bewirken. Eine erhöhte Produktion von NO führt somit auch zur vermehrten Entstehung von freien Radikalen.

Dieser Teufelskreis zwischen Silent Inflammation, nitrosativem Stress und Mitochondriopathie muss bei chronisch entzündlichen Erkrankungen durchbrochen werden. Chronische Entzündungen sollten unbedingt zum Beispiel mit Curcumin, Weihrauch, Omega-3-Fettsäuren, MSM und Vitamin D zurückgedrängt werden. Alle Stressoren, die zu einer erhöhten NO-Bildung führen, müssen eliminiert werden, um die Entstehung von freien Radikalen abzusenken. Ein Mangel an Vitaminen und Spurenelementen, die gegen die freien Radikale als Antioxidantien wirken, muss behoben werden.

Die Mitochondrien und mögliche Störungen

Unersetzlich: Mikronährstoffe für die ATP-Produktion

Vitamine, Mineralien, Spurenelemente und sekundäre Pflanzenstoffe werden unter der Bezeichnung Mikronährstoffe zusammengefasst. Es handelt sich dabei um Substanzen, die unser Organismus in ausreichendem Maße benötigt, jedoch nicht selbst herstellen kann. Sie sind für alle Stoffwechselprozesse in den Zellen und somit auch für die ATP-Produktion unabdingbar. Der menschliche Organismus ist zeitlebens auf deren andauernde und ausreichende Zufuhr angewiesen. Ein Mangel an Mikronährstoffen kann die ATP-Produktion in den Mitochondrien erheblich einschränken.

Zur Produktion von ATP stehen zwei Stoffwechselwege zur Verfügung, wie in der Grafik S. 18 ersichtlich: der aerobe und der anaerobe Weg. Auf beiden Wegen wird im ersten Schritt der Energiegewinnung zunächst Glukose zu Pyruvat (Brenztraubensäure) abgebaut. Nach dem Pyruvat trennen sich die Wege, je nachdem, ob ausreichend Sauerstoff und Mikronährstoffe zur Verfügung stehen oder nicht.

Mangelt es an Sauerstoff oder an ganz bestimmten Mikronährstoffen, so wird der anaerobe Weg, die Vergärung von Pyruvat zu Milchsäure, eingeschlagen. Aus dieser anaeroben Vergärung resultieren aber lediglich zwei ATP pro Molekül Glukose, was eine massive Einschränkung der Energiebildung darstellt. Herz- und Hirnzellen mit ihrem hohen Energieverbrauch können damit zum Beispiel nur wenige Minuten überleben.

Stehen jedoch Sauerstoff und bestimmte Mikronährstoffe ausreichend zur Verfügung, so wird auf dem aeroben Weg das Pyruvat durch das Enzym Pyruvatdehydrogenase (PDH) zu Acetyl-CoA (aktivierte Essigsäure) umgebaut. Dieses Acetyl-CoA wird in den Mitochondrien anschließend im Citrat-Zyklus in mehreren Schritten zur Energiebildung vollständig abgebaut. Dabei fällt als Abfallprodukt lediglich Kohlendioxid (CO_2) an, das über die Lunge abgeatmet wird. Auf diesem aeroben Abbauweg ergibt ein Molekül Glukose 38 ATP, was einer 19-fach höheren Energieausbeute als beim anaeroben Weg entspricht.

Damit der aerobe Abbau funktioniert, müssen die Zellen in ausreichendem Maße das Enzym Pyruvatdehydrogenase (PDH) bilden. Ferner benötigt das PDH für seine Funktion mehrere Kofaktoren wie Vitamin B_1, B_2, Magnesium und Alpha-Liponsäure. Fehlen Mikronährstoffe zur Bildung von PDH oder Kofaktoren für dessen Funktion, so ist der Weg des aeroben Glukoseabbaus gestört. In der Folge staut sich Pyruvat in den Zellen und im Blut an. Der Ausweg ist dann die Vergärung des überschüssigen Pyruvats zu Milchsäure. Bei den betroffenen Patient:innen lassen sich die erhöhten Konzentrationen von Pyruvat und von Milchsäure im Blut messen.

Funktioniert der aerobe Abbau, so werden im Citrat-Zyklus für dessen Abbauschritte (enzymatische Reaktionen) wiederum Mikronährstoffe wie Vitamin B_1, B_2, B_3, B_6, Kalzium, Magnesium und Alpha-Liponsäure als Kofaktoren benötigt.

Im Anschluss an den Citrat-Zyklus stellt die sogenannte Atmungskette in den Mitochondrien den letzten Schritt der ATP-Produktion dar. In der Atmungskette werden zur Energiegewinnung Elektronen auf NAD (Nicotinamid-Adenin-Dinucleotid) und auf FAD (Flavin-Adenin-Dinucleotid) übertragen. Hierfür werden Mikronährstoffe als Kofaktoren wie Vitamin B_2, B_3, Q10, Magnesium, Eisen, Sulfat und Kupfer benötigt.

In den Mitochondrien werden beim aeroben Abbauweg aber nicht nur Glukose für die ATP-Produktion, sondern auch Fettsäuren und Aminosäuren abgebaut. Beim Abbau von Fettsäuren wird so lange Actyl-CoA (aktivierte Essigsäure) zur Energiebildung von den Fettsäuren abgespalten, bis die jeweilige Fettsäure komplett abgebaut ist. Das anfallende Actyl-CoA wird wiederum im Citrat-Zyklus vollständig abgebaut und das so anfallende CO_2 über die Lungen abgeatmet.

Um zur Energiebildung abgebaut werden zu können, müssen alle Fettsäuren (kurz-, mittel- und langkettige Fettsäuren) zuerst einmal in die Mitochondrien eingeschleust werden. Die langkettigen Fettsäuren müssen zum Beispiel mithilfe von L-Carnitin in die Mitochondrien eingeschleust werden. Diese Fettsäuren können deshalb nur verwertet werden, wenn genügend L-Carnitin zur Verfügung steht. Für dessen Bildung sind aber wiederum Mikronährstoffe wie Vitamin B_3, B_6, Vitamin C, Eisen, Methionin und Lysin im Körper notwendig.

Die Grundsubstanz von ATP ist das Adenosin. Es wird aus der Nukleinbase Adenin und dem Zuckerbaustein D-Ribose in mehreren Schritten im Körper gebildet. Die Bildung von Adenosin verläuft normalerweise bei einer ausreichenden Mikronährstoffversorgung ohne Probleme. Nach einer großen körperlichen Erschöpfung kann es allerdings fast vier Tage dauern, bis wieder ausreichend D-Ribose nachgebildet ist. Das ist einer der Hauptgründe, weshalb die Regeneration nach schweren körperlichen Anstrengungen längere Zeit benötigt. D-Ribose ist im Blut praktisch nicht messbar, da sie sehr schnell in das Adenosin eingebaut wird.

Die aufgeführten beispielhaften Schritte der ATP-Produktion über den aeroben Abbauweg verdeutlichen die Wichtigkeit einer ausreichenden Mikronährstoffversorgung. Nur durch ausreichend zur Verfügung stehende Mikronährstoffe können die Zellen Enzyme aufbauen und durch die Kofaktoren die Funktionen der Enzyme gewährleisten. Aus diesem Grund kommt der bislang eher vernachlässigten Diagnostik und der Behebung eines Mikronährstoffmangels bei ME/CFS (LCS)-Patient:innen eine sehr große Bedeutung zu. In Studien wurde herausgefunden, dass während einer körperlichen Belastung die anaerobe Glukosevergärung bei ME/CFS-Patient:innen recht früh eintritt. Diese Reaktion weist auf eine Störung des aeroben Abbauweges hin. Unter anderem können dadurch die rasche Erschöpfung, die Muskelschmerzen und weitere Symptome unter körperlicher Belastung bei ME/CFS (LCS)-Patient:innen erklärt werden.

Letztlich entscheiden Mikronährstoffe ganz erheblich mit darüber, ob unsere Zellen ausreichend ATP bilden können und damit energetisch gut versorgt, gesund und leistungsfähig sind.

Darmmilieu und Störungen bei der ATP-Produktion

Die heutige Zeit stellt alle Lebewesen durch die vermehrte Aufnahme von Giften aus der Umwelt vor immer größere gesundheitliche Probleme. Aber nicht nur die Aufnahme von außen ist das Problem. Auch im Darm werden unter krankhaften Bedingungen Gifte gebildet, die in den menschlichen Organismus gelangen. Für diese sogenannte Autointoxikation (Selbstvergiftung) sind in erster Linie negative Veränderungen im Mikrobiom (den Darmbakterien) und in der Darmschleimhaut verantwortlich.

Eines der stärksten Giftstoffe, das im menschlichen Darm entsteht, ist das Ammoniak. Es entsteht überwiegend durch den bakteriellen Abbau von unverdautem Eiweiß im Dickdarm. Vermehrt unverdautes Eiweiß gelangt infolge einer sehr eiweißlastigen Ernährung (viel Fleisch) und durch einen Mangel an Verdauungsenzymen in den Dickdarm. Auch die Einnahme von Medikamenten, welche die Magensäure blockieren, verhindert die Eiweißverdauung und führt zu vermehrt unverdautem Eiweiß im Dickdarm. Von Fäulnisbakterien wird das unverdaute Eiweiß im Dickdarm in die einzelnen Bausteine (Aminosäuren) abgebaut. Durch diese Fäulnisprozesse entstehen Giftstoffe wie Ammoniak, Schwefelwasserstoffe und sogenannte Leichengifte (Cadaverin, Putrescin).

Heute muss die Leber bei einer durchschnittlichen Kost und bei einer gesunden Darmflora pro Tag normalerweise etwa fünf Gramm Ammoniak entgiften. Das Ammoniak wird in der Leber in Harnstoff gebunden und zur Niere transportiert, wo es über den Urin ausgeschieden wird. Bei viel Eiweiß und einer gleichzeitig gestörten Darmflora im Dickdarm liegt die Menge an anfallendem Ammoniak jedoch deutlich höher. Im Blut können hohe Harnstoffwerte früh auf dieses Problem hinweisen.

Ammoniak ist ein sehr starkes Zellgift. Es blockiert in den Mitochondrien den Citrat-Zyklus und damit die aerobe ATP-Produktion, was zu einem massiven Mangel an Zellenergie führt. Um das zu verhindern, muss die Leber das anfallende Ammoniak permanent rasch entgiften, da es bereits bei leicht erhöhten Werten über fünf Milligramm im Blut zu Beschwerden kommt. Vermindert sich die Entgiftungskapazität der Leber wie zum Beispiel bei einer Leberzirrhose, so droht ab einem Blutspiegel von schon neun Milligramm Ammoniak bereits das »Leberausfallskoma«. Zu diesem Koma kommt es, da die Gehirnzellen durch den erheblichen ATP-Mangel ihre Funktionen weitgehend einstellen. Bei einer leichten Erhöhung des Ammoniakwertes sind die Betroffenen verwirrt, ab einer stärkeren Erhöhung droht das Koma.

Die Ammoniakerhöhung ist nicht nur von der Menge an unverdautem Eiweiß im Dickdarm und vom Mikrobiom des Dickdarms abhängig, sondern auch von den Säure-Basen-Verhältnissen im Dickdarmmilieu. In einem sauren Dickdarmmilieu wird Ammoniak als ungiftiges Salz bis zu 400-mal besser über den Stuhl ausgeschieden als in einem basischen Dickdarmmilieu. Deshalb ist das Ansäuern des Darms mit milchsauren Produkten (zum Beispiel mit Kefir, Buttermilch, Molke, Joghurt, Quark, Sauerkraut) und mit Zitronensäure (Zitronensaft) zur Entlastung der Leber sehr vorteilhaft.

Ein gesundes Mikrobiom, eine intakte Schleimhaut und ein normal saures Dickdarmmilieu sind zur Vermeidung einer Autointoxikation und eines ATP-Mangels unerlässlich. Aus diesen Gründen ist bei allen ME/CFS (LCS)-Patient:innen eine Abklärung des Mikrobioms, der Schleimhautverhältnisse und des Stuhls dringend notwendig. Bei negativen Ergebnissen sollte unbedingt eine Darmsanierung durchgeführt werden.

Erhöhter ATP-Bedarf bei Entzündungen

Beim Begriff »Entzündung« denken die meisten Menschen an pochende Schmerzen, Rötung und Schwellung. Diese Vorstellung trifft tatsächlich auf die Symptomatik einer akuten Entzündung zu. Sie tritt zum Beispiel auf, wenn man sich unbemerkt einen Splitter zugezogen hat und der Körper ihn durch eine entzündliche Reaktion wieder loswerden will. Das Immunsystem versucht auf diese Weise, den Fremdkörper rasch wieder nach außen zu transportieren. Auch nach Operationen kommt es zu akuten Entzündungen, mit deren Hilfe Gewebsreste abgebaut werden. Akute entzündliche Reaktionen sind ebenfalls infolge der Abwehr von Bakterien oder Viren bekannt, zum Beispiel bei einer Lungen- oder Blasenentzündung. Bei akuten Entzündungen handelt es sich folglich um eine sinnvolle Reaktion des Körpers zur Abwendung einer Gefahr und zur Wiederherstellung der Gewebsgesundheit. Zu einer regelhaft ablaufenden Entzündung gehört aber auch, dass alle entzündlichen Vorgänge nach der Beseitigung der Ursache wieder herunterreguliert und beendet werden.

Bei Erkrankungen wie zum Beispiel bei der rheumatischen primär chronischen Polyarthritis oder bei entzündlichen Darmerkrankungen (Morbus Crohn, Colitis ulcerosa usw.) können Entzündungen chronisch verlaufen. Diese chronischen Entzündungen gehen wie die akuten Entzündungen mit Schwellungen, Rötungen und starken Schmerzen einher. Meist wird eine solche schwere, chronisch verlaufende Entzündung durch eine Autoimmunreaktion hervorgerufen. Das bedeutet, dass das Immunsystem körpereigene Strukturen angreift.

Eine dritte Form von Entzündung ist die »unterschwellige« chronische Entzündung. Diese löst so gut wie keine Beschwerden aus und läuft unbemerkt im Körper ab. Deshalb wird sie als »unterschwellige« oder in der Fachsprache als »Silent Inflammation« bezeichnet. Diese symptomlose Silent Inflammation ist jedoch keineswegs ungefährlich. Während eine akute Entzündung eher wie ein starkes Feuer mit hoher Flamme lodert, entspricht die Silent Inflammation eher einem Schwelbrand. Über Jahre und Jahrzehnte verursacht sie dadurch viele Schäden im Körper. Prinzipiell können mit der Zeit alle Zellen und Organe betroffen sein, weshalb die Silent Inflammation mittlerweile als ein Hauptrisikofaktor für die Entstehung von Alzheimer, Herz- und Hirninfarkt, Krebs, Allergien, Multipler Sklerose usw. angesehen wird. Manche Wissenschaftler:innen und Ärzt:innen sehen in ihr auch eine Ursache für das ME/CFS (LCS). Bei Patient:innen mit ME/CFS (LCS) sollte daher immer nach einer möglichen Silent Inflammation gefahndet werden.

Die Frage nach der Auslösung einer Silent Inflammation ist bisher noch nicht eindeutig beantwortet. Mittlerweile werden dafür einige Faktoren verdächtigt. Es werden zum Beispiel Umweltgifte, Schwermetalle, Transfettsäuren, chronischer Stress, ein Mangel an Omega-3-Fettsäuren, Störungen des Dickdarmmilieus, der Dickdarmschleimhaut oder eine dauerhaft übermäßige Zufuhr an schnellen Kohlenhydraten (Süßigkeiten, Weißmehlprodukte) beschuldigt. Oft treten solche negativen Faktoren gemeinsam auf und verstärken sich dadurch erheblich in ihrer Wirkung.

Nach Forschungen von Professor Hartmut Heine [17] – einer der Experten auf dem Gebiet der extrazellulären Matrix – reagiert das Immunsystem auf jegliche Ablagerung von »Fremdstoffen« in der extrazellulären Matrix immer mit einer Entzündung. Die Abwehrzellen bewegen sich rasch an den Ort der Mülldeponien und versuchen, die extrazelluläre Matrix mithilfe einer leichten Entzündungsreaktion wieder zu säubern. In der Summation können deshalb Einlagerungen von Schwermetallen, Toxinen usw. damit erheblich zur Entstehung einer chronisch verlaufenden Silent Inflammation beitragen.

Die diagnostische Abklärung einer akuten Entzündung ist durch die Bestimmung des C-reaktiven Proteins (CRP) recht einfach durchzuführen: CRP-Werte über 5 nmol zeigen eine akute Entzündung an, bei einer Silent Inflammation verbleibt der CRP-Wert jedoch im Normbereich. Bei Verdacht auf eine Silent Inflammation wird deshalb das hsCRP (das hochsensitive CRP) bestimmt. Ein Wert von über 0,5 nmol ist beweisend für eine Silent Inflammation.

Ergänzend zur hsCRP-Bestimmung kann zusätzlich das Kynurenin bestimmt werden. Kynurenin hat die Aufgabe, jede entzündliche Immunreaktion wieder zu dämpfen. Ist dieser Marker über längere Zeit in wiederholten Messungen erhöht, so ist das ein zusätzliches Zeichen für eine Silent Inflammation. Da das Kynurenin aus Tryptophan hergestellt wird, kommt es dadurch zur Erniedrigung von Tryptophan im Blut. Durch diesen zu hohen Verbrauch fehlt das notwendige Tryptophan für die Synthese von

Serotonin und Melatonin. In der Folge kommt es dadurch zu depressiven Verstimmungen und zu Schlafstörungen. Es empfiehlt sich aus diesen Gründen beim Verdacht auf eine Silent Inflammation, den Kynurenin- und den Tryptophan-Spiegel im Blut zu messen.

Ein weiterer, wichtiger Laborparameter ist die sogenannte Fettsäureanalyse zur Bestimmung des Verhältnisses von Omega-6-Fettsäuren (entzündungsanregend) zu Omega-3-Fettsäuren (entzündungsdämpfend). Dieses Verhältnis gibt Aufschluss über die Entzündungsbalance, also: Ob bereits jeder kleine Reiz zu einer überschießenden Entzündung führt und nicht mehr gedämpft werden kann.

Therapeutisch stehen gegen akute Entzündungen sehr wirksame Medikamente wie Ibuprofen, Diclofenac oder auch Kortison zur Verfügung. Bei der Silent Inflammation können diese Medikamente aufgrund ihrer Nebenwirkungen jedoch nicht dauerhaft verordnet werden. Hinzu kommt, dass von den Betroffenen gar keine Therapie nachgefragt wird, da sie keine Beschwerden verspüren und man ihnen äußerlich nichts ansieht. Das Heimtückische an der Silent Inflammation ist, dass sie still und unbemerkt mit der Zeit viele Körperstrukturen zerstört, deren Reparatur andauernd enorm viel Zellenergie (ATP) verbraucht. Eine Silent Inflammation sollte bei jeder chronischen Erkrankung und so auch beim ME/CFS (LCS) unbedingt in Betracht gezogen, abgeklärt und behandelt werden.

Verringerte ATP-Produktion bei Stress

In einer körperlichen Gefahrensituation oder durch eine psychische Belastung läuft im menschlichen Organismus automatisch die sogenannte Stressreaktion ab: Die Vorbereitung und die Bereitstellung des Körpers zur Flucht oder zum Kampf. So steigen zum Beispiel der Puls, der Blutdruck, die Muskelspannung und die Atemfrequenz an, während gleichzeitig die Verdauung und das Immunsystem in ihren Aktivitäten heruntergefahren werden. Dieses erstmals von dem österreichisch-kanadischen Arzt und

Biochemiker Hans Selye (1907–1982) beschriebene Reaktionsmuster ist aus der Sicht der Evolutionsbiologie äußerst sinnvoll. Es dient in einer akuten Gefahrensituation zur Verbesserung der Überlebenschancen.

Das sind jedoch nicht die einzigen körperlichen Veränderungen durch Stress. Auch in den Zellen erfolgt durch Stress eine Veränderung des Stoffwechsels. Nahezu die Hälfte der vegetativen Nervenfasern gehen nicht zu Organen, sondern enden blind in der extrazellulären Matrix. Dort wird in einer Stresssituation über die sympathischen Nervenendigungen das Stresshormon (Noradrenalin) ausgeschüttet. Durch Noradrenalin wird der Stoffwechsel der Zellen auf Leistung und Verbrauch ausgerichtet. Der katabole Zellstoffwechsel ist in einer Gefahrensituation sinnvoll, da er die Zellen auf die Erbringung von Leistung ausrichtet – rennen oder kämpfen. Ist die Gefahr vorüber, so schütten die parasympathischen Nervenendigungen das Erholungshormon (Acetylcholin) in die extrazelluläre Matrix aus und bewirken einen anabolen Stoffwechsel der Zellen. Sie schalten wieder auf vermehrte ATP-Produktion und Regeneration um.

Stresseinflüsse aktivieren also im vegetativen Nervensystem den Sympathikus, Entspannungsmaßnahmen dagegen den Parasympathikus. Bei einer guten vegetativen Regulationsfähigkeit wechseln sich diese beiden Aktivierungen – Sympathikus und Parasympathikus – ab. Für die Erhaltung der Gesundheit und für das Gesundwerden ist dieses Zusammenspiel im vegetativen Nervensystem sehr bedeutsam, da mit ihm auch das Ausmaß der ATP-Produktion in den Zellen verbunden ist.

Prinzipiell sind die beiden unterschiedlichen, nahezu gegensätzlichen Ausrichtungen des Zellstoffwechsels notwendig: eine sympathikotone Ausrichtung mit einem überwiegend verbrauchenden (katabolen) und eine parasympathikotone Ausrichtung mit einem überwiegend aufbauenden (anabolen) Zellstoffwechsel. Über den Tag wird vermehrt der katabole Stoffwechsel benötigt, da der Mensch für seinen Lebensunterhalt entsprechend Leistungen erbringen muss. In Pausen und vor allem in der Nacht wird der anabole Stoffwechsel für die notwendigen Regenerationsprozesse nötig. Dieses Wechselspiel im vegetativen Nervensystem wird durch vielfältige positive und negative Faktoren beeinflusst. Einen der wichtigsten Störfaktoren stellt heutzutage die oft bestehende chronische Stressbelastung mit einer andauernden katabolen Stoffwechsellage dar.

Die Zelle kann aber nicht nur ATP verbrauchen, sie muss auch ATP ständig neu produzieren. Deshalb führen chronische Stressbelastungen mit der Zeit in ein Zellenergie-Defizit-Syndrom und damit zu Erkrankungen wie dem Burnout-Syndrom oder dem psychovegetativen Erschöpfungssyndrom.

Auch bei der Auslösung von ME/CFS (LCS) scheint eine chronische Stressbelastung eine Rolle zu spielen. Viele Ärzt:innen, die in der Betreuung von ME/CFS (LCS)-Patient:innen tiefgehende Erfahrungen gesammelt haben, berichten interessanterweise, dass bei den Betroffenen in der Regel dieser Erkrankung oft eine erhebliche chronische Stressbelastung vorausging. Wenn eine Person mit einem dauerhaft katabol ausgerichteten Zellstoffwechsel – also mit einem ATP-Mangel beziehungsweise mit einem Zellenergie-Defizit-Syndrom – eine akute virale Infektion wie Covid-19 durchmacht, so ist sie sicher viel anfälliger für einen schweren Verlauf der Infektion und birgt zudem ein erhöhtes Risiko für ein postvirales ME/CFS (LCS).

Die Regulationsfähigkeit des vegetativen Nervensystems beeinflusst erheblich die ATP-Produktion und den ATP-Verbrauch der Zellen. Eine andauernde Aktivität des Sympathikus muss bei ME/CFS (LCS)-Patient:innen reduziert und die Aktivität des Parasympathikus gesteigert werden. In der Therapie müssen deshalb immer auf eine Stressreduktion geachtet und Maßnahmen zur Entspannung eingesetzt werden.

Verringerte ATP-Produktion: das Zellenergie-Defizit-Syndrom

Die in diesem Kapitel beschriebenen Störungen der ATP-Produktion verdeutlichen klar, dass vielfältige Ursachen in ein Zellenergie-Defizit-Syndrom und somit auch in ein ME/CFS (LCS) führen können.

Für eine ausreichende ATP-Produktion benötigt jede Zelle vor allem eine ausreichende Anzahl von funktionsfähigen Mitochondrien. Zusätzlich muss die andauernde Versorgung der Mitochondrien mit Sauerstoff, Glukose, Fettsäuren oder Aminosäuren gewährleistet sein. Weiterhin ist die Versorgung der Zellen mit ausreichend Mikronährstoffen bedeutsam, da sie für die Zusammensetzung und für die Funktion der Enzyme in den Mitochondrien notwendig sind.

Da das ME/CFS (LCS) meist nach einer akuten Virusinfektion auftritt, spielen virale Attacken gegen die Mitochondrien wohl ebenfalls eine Rolle in der Auslösung. Solche Infekte bedeuten aber auch meist eine erhebliche, andauernde Stressbelastung, eine Appetitlosigkeit mit der Gefahr von möglichen Defiziten an Mikronährstoffen sowie zusätzlich die Einnahme vieler Medikamente mit Störung des Mikrobioms und der Darmschleimhaut. Das alles sind Risikofaktoren, die eine mitochondriale Dysfunktion und damit einen ATP-Mangel auslösen können.

Immer mehr Studien weisen darauf hin, dass eine Störung des mitochondrialen Energiestoffwechsels und somit sekundäre Mitochondriopathien eine Hauptursache für das ME/CFS (LCS) darstellen. So wurde in einer Studie mit ME/CFS-Patient:innen, bei denen ein ATP-Mangel nachgewiesen wurde, durch die Gabe von NADH – ein wesentlicher Faktor der mitochondrialen ATP-Produktion – eine Besserung ihrer Beschwerden erzielt. Weiterhin haben australische Ärzt:innen zum Beispiel festgestellt, dass Glukose bei ME/CFS-Patient:innen vermehrt über die anaerobe Vergärung zu Milchsäure abgebaut wird. Dieser Sachverhalt weist auf eine Störung des aeroben Abbaus von Glukose in den Mitochondrien und damit auf eine mitochondriale Dysfunktion hin.

Aktuell werden in der Medizin noch weitere Faktoren als Ursache der sekundären Mitochondriopathie diskutiert wie die Silent Inflammation, chronischer Stress, Störungen des Darmmilieus, Mikronährstoffdefizite usw.

Die vielen Störmöglichkeiten der ATP-Bildung verdeutlichen, dass auch viele Ursachen beim ME/CFS (LCS) in Betracht gezogen werden müssen. Und auch die Annahme, dass ein ME/CFS (LCS) durch unterschiedliche Faktoren ausgelöst wird, ist berechtigt. Erkranken zwei Patienten an einer Virusinfektion, so können zum Beispiel bei Patient A weitere krankheitsverstärkende Faktoren wie chronischer Stress (kataboler Zellstoffwechsel) und ein Mikronährstoffmangel dazukommen, bei Patientin B wiederum eine durch Viren geschädigte mitochondriale Dysfunktion – aber beide haben sie dieselbe Krankheit. Dieser wichtige Aspekt erklärt zum Beispiel auch, warum von den 21 ME/CFS-Proband:innen in der »Teststudie über die Behandlung der sekundären Mitochondriopathie« von Professor Dr. med. Wolfgang Huber und Dr. med. Volker von Baehr nur 17 unter der durchgeführten Therapie (Mikronährstoffgabe und Entzündungshemmung) eine Besserung erzielten und sich vier trotz dieser Therapie weiter verschlechtert haben.

Da es sich beim ME/CFS (LCS) um eine multikausal ausgelöste Erkrankung handelt, kann natürlich auch nur eine multifaktorielle Therapie den Patient:innen helfen. Aus diesen Gründen wird mit der alleinigen Einnahme von Medikamenten bei den ME/CFS (LCS)-Patient:innen voraussichtlich lediglich eine Linderung ihrer Symptome, jedoch keine dauerhafte Heilung möglich sein.

Empfehlungen der Fachgesellschaften zum ME/CFS

Diagnostik

In der Praxis wird das ME/CFS meist nicht als eigenständige Krankheit angesehen und/oder nur sehr spät diagnostiziert. Das ist in einem gewissen Sinne damit zu erklären, dass es bisher keine offiziellen Laborwerte zum Nachweis dieser Krankheit gibt. In der Berliner Zeitung vom 15.12.2019 schreibt Torsten Harmsen unter dem Titel: »Chronisches Erschöpfungssyndrom wird oft nicht erkannt« von einem untragbaren Sachverhalt. Er schildert die großen Schwierigkeiten, welche Patient:innen erlebten, bis die Diagnose ME/CFS endlich gestellt wurde. Zu diesem diagnostischen Dilemma kam es auch dadurch, dass das ME/CFS in Deutschland bisher recht selten war und ihm zudem der Ruf anhing, überwiegend psychisch bedingt zu sein. Diese »relativ seltenen Patient:innen« wurden deshalb meist rasch und ohne größere diagnostische Abklärung der Psychosomatik zugewiesen.

Durch das vermehrt auftretende Long-Covid- Syndrom ist mittlerweile auch das ME/CFS verstärkt in den Fokus der Ärzt:innen geraten und wird nun häufiger in Erwägung gezogen. Jetzt darf aber auch nicht umgekehrt der Fehler gemacht werden, jede chronische Müdigkeit als ME/CFS (LCS) anzusehen. Zunächst müssen immer andere Krankheiten ausgeschlossen werden, die ähnliche Symptome hervorrufen können. Diese Ausschlussdiagnostik zielt darauf ab, Erkrankungen wie zum Beispiel eine Unterfunktion der Schilddrüse, eine Blutarmut (Anämie), eine Multiple Sklerose, eine Schlafapnoe (Atemstillstände während der Nacht), eine Krebserkrankung usw. zu entdecken.

Vor kurzer Zeit wurde von einem Fachgremium der Vorschlag gemacht, das ME/CFS in ein primäres und in ein sekundäres Chronic-Fatigue-Syndrom einzuteilen. Das primäre ME/CFS als eine eigenständige Erkrankung und das sekundäre ME/CFS als Folge einer anderen Erkrankung. Nach dieser Einteilung darf die Diagnose eines primären ME/CFS nur gestellt werden, wenn Erkrankungen mit einer ähnlichen Symptomatik ausgeschlossen sind. Dieser Vorschlag hat sich jedoch zu Recht nicht durchgesetzt, und so wird heute nicht von einem »sekundären ME/CFS« gesprochen, sondern sinnvollerweise von einer Erkrankung wie zum Beispiel einem Krebsleiden mit einem Fatigue.

Die Bezeichnung ME/CFS wird weiterhin voll und ganz für eine eigenständige Krankheit gebraucht. Einer Krankheit, der bisher wenig Beachtung geschenkt wurde, was sich auch in den offiziellen Leitlinien zur Diagnostik des ME/CFS niederschlägt. Die Leitlinien stellen Empfehlungen der medizinischen Fachgesellschaften dar. Sie sollen den Ärzt:innen die Entscheidungsfindung erleichtern. Zur Rechtfertigung der Leitlinien wird folgendermaßen argumentiert: »Sie beruhen auf den aktuellen wissenschaftlichen Erkenntnissen und auf bewährten Verfahren aus der Praxis. Sie sollen für mehr Sicherheit in der Medizin sorgen, aber auch ökonomische Aspekte berücksichtigen.« In ihrer Definition und in ihrer Zielsetzung spielen die berechtigten Interessen der Patient:innen allerdings nur eine untergeordnete Rolle.

Im Konsens der Expert:innen wird bei einem Verdacht auf ein ME/CFS in den Leitlinien die Bestimmung folgender Laborparameter empfohlen: ein Blutbild, ein Entzündungswert (CRP), der Blutzucker, verschiedene Leberwerte (GOT, GPT, Gamma GT), ein Schilddrüsenwert (TSH) und ein Wert für das gespeicherte Eisen (Ferritin). Mit diesen Laborwerten wird nach organspezifischen Störungen gefahndet, was sinnvoll ist. Der Umfang dieser vorgeschlagenen Laboruntersuchung ist aber viel zu gering. Eine derartige Laboruntersuchung dient lediglich der Aufdeckung weniger Krankheiten und entspricht vor allem den ökonomischen Vorgaben der Leitlinien.

Von vielen Expert:innen der medizinischen Fachgesellschaften wird das ME/CFS nicht als eine körperlich bedingte, sondern vorwiegend als eine psychisch bedingte Erkrankung eingestuft. Deshalb ist es nicht erstaunlich, dass die offiziell vorgeschlagene Diagnostik – die Leitlinien – so spärlich ausfällt. Weiterhin entspricht die geringe Anzahl der empfohlenen Laborparameter zudem der weitläufigen Einschätzung, dass es sowieso keine beweisenden Laborergebnisse für das ME/CFS gibt. Oder vereinfacht ausgedrückt: »Man veranstaltet doch keine große Suchaktion, wenn es eh nichts zu finden gibt.«

Die erste Labordiagnostik erfolgt in der Regel beim Hausarzt. Danach finden weitere Untersuchungen bei den verschiedenen Fachärzten statt. Diese bisher üblicherweise durchgeführte Diagnostik ergibt beim ME/CFS (LCS) in der Regel keine aufschlussreichen Ergebnisse. Somit erhält der ME/CFS (LCS)-Patient von seinen Ärzt:innen wiederholt die »erfreuliche« Mitteilung, dass bei ihm alles in Ordnung sei und körperlich keine Erklärung für seine rasche Erschöpfung, seine chronische Müdigkeit und seine weiteren unspezifischen Symptome gefunden wurde. Der Tenor lautet: »Auf meinem Fachgebiet ist alles in Ordnung.« Für das Fachgebiet mag das stimmen, aber beim Patienten ist weiterhin nicht alles in Ordnung.

Ohne eine organspezifische Veränderung wird der Patient in allen Fachpraxen folglich als körperlich gesund eingestuft. Meist wird eine Störung der Krankheitsverarbeitung – zum Beispiel einer durchgemachten Covid-19-Infektion – beziehungsweise eine Somatisierungsstörung (andauernde körperliche Beschwerden ohne erkennbaren Grund) angenommen. Irgendwann wird diesen Patient:innen früher oder später empfohlen, sich in eine psychologische oder psychiatrische Behandlung zu begeben.

Auf diese Weise wird man der Situation der ME/CFS (LCS)-Patient:innen jedoch nicht gerecht. Die rasche und alleinige Einordnung des ME/CFS (LCS) als psychische Erkrankung wird von den Betroffenen häufig als sehr verletzend empfunden. Zudem hilft die Verordnung von Medikamenten, welche lediglich die Stimmung verbessern oder weitere Symptome dämpfen, nicht wirklich weiter. Dadurch wird lediglich eine zeitweise Linderung der Beschwerden erreicht.

Schwierigkeiten bei der sozial-medizinischen Beurteilung

Momentan besteht eine gewisse Ratlosigkeit bezüglich der Diagnostik und der Therapie. Daraus resultieren bei den Ärzt:innen oft erhebliche Verunsicherungen und Konflikte in der sozialmedizinischen Beurteilung dieser Patient:innen. Schließlich müssen die begutachtenden Ärzt:innen entscheiden, ob ein ME/CFS (LCS)-Patient einer Arbeit nachgehen kann oder nicht, ob er berentet wird oder nicht.

Da jedoch die geringe Belastbarkeit für Außenstehende nur schwer nachvollziehbar ist, werden diesen Patient:innen die andauernden Leistungseinbußen häufig einfach nicht geglaubt. Sie erhalten bei den vielschichtigen Befindlichkeitsstörungen und bei den unklaren Ursachen meist kein adäquates Verständnis für ihr Leiden. All das führt dazu, dass ME/CFS (LCS)-Patient:innen nicht selten als Arbeitsverweigerer und als unberechtigte, hartnäckige Rentenbegehrer abgestempelt werden.

Die von den Leitlinien vorgeschlagene Diagnostik muss im Interesse der ME/CFS (LCS)-Patient:innen dringend erweitert werden. Benötigt werden unbedingt Untersuchungen zur Aufdeckung einer Störung der zellulären ATP-Produktion und der Regulationsfähigkeit des Organismus. Hierzu sind biologische Kenntnisse über die vier Grundregulationen notwendig, welche uns andauernd gesund halten oder uns im Krankheitsfall helfen, wieder gesund zu werden.

Die Aufdeckung von Regulationsstörungen zeigt an, was im menschlichen Organismus grundlegend gestört ist. Aber auch, warum es infolge dieser Störungen zu vielfältigen, bisher unerklärlichen Symptomen kommt. Zusätzlich zu den Regulationsstörungen müssen die ATP-Produktion und die körpereigene Regulation dringend in die Diagnostik einbezogen werden – ohne sie bleibt nicht nur die Diagnostik, sondern auch die Therapie für die ME/CFS (LCS)-Patient:innen weiterhin unbefriedigend.

Therapie

Bei den Visiten im Krankenhaus belehren Chefärzt:innen ihre Assistent:innen gerne mit folgendem Spruch: »Vor die Therapie haben die Götter die Diagnose gesetzt.« Das ist durchaus sinnvoll, denn durch die Diagnose erschließt sich normalerweise nicht nur die Krankheit, sondern weitgehend auch deren Ursache. Und um die richtige Therapie zu finden, müssen die Ärzte schließlich wissen, was die Krankheit ausgelöst hat, die behandelt werden soll. Das gilt für alle Krankheiten und somit auch für das ME/CFS (LCS).

Die Diagnose eines ME/CFS (LCS) birgt bisher aber keinerlei Hinweise auf die Verursachung der Erkrankung. Bei dieser Diagnose handelt es sich lediglich um eine Zusammenfassung von Symptomen zu einem Syndrom. Ohne die Kenntnisse der auslösenden Faktoren des ME/CFS (LCS) fehlt natürlich auch hier eine ursächlich wirkende und heilende Therapie. Daher fällt das therapeutische Angebot für die ME/CFS (LCS)-Patient:innen derzeit entsprechend schmal aus.

Bisherige Therapieversuche zum Beispiel mit der Gabe von Antibiotika gegen Bakterien oder von Virustatika gegen Viren zeigten bei ME/CFS (LCS)-Erkrankten keine Wirkung. Ebenso brachte der Einsatz moderner Immuntherapien – Behandlungen zur Beeinflussung des Immunsystems – bisher keine überzeugende Therapieeffekte. Die Forschungsaktivitäten der Pharmaindustrie zum ME/CFS hielten sich bislang ebenfalls in Grenzen.

Bisher können bei ME/CFS(LCS)-Patient:innen lediglich die Beschwerden mit einer symptomorientierten Therapie wie zum Beispiel mit Schmerzmitteln, entzündungshemmenden Präparaten, Schlafmitteln, Antidepressiva, Kortison usw. gemildert werden. Einige dieser Medikamente bergen jedoch bei einer längeren oder gar dauerhaften Einnahme eine erhebliche Gefahr von gravierenden Nebenwirkungen. Aus diesem Grunde sollten zum Beispiel Schmerzmittel oder Kortison nur kurzzeitig eingesetzt werden.

Nahezu für jedes Krankheitsbild gibt es in Deutschland die sogenannten Leitlinien, die therapeutische Hinweise beinhalten.

Sie sollen den Ärzt:innen zu einer besseren Entscheidungsfindung in der Therapie verhelfen.

Für die Therapie des ME/CFS sind die Leitlinien bisher sehr unscharf beschrieben. Folgende Aussage ist ein Beispiel dafür: »Es gilt die Empfehlung zur strukturierten, individuellen und flexiblen Betreuung dieser Patienten.« Aus dieser Aussage lässt sich wenig Konkretes ableiten. Ferner wird aufgeführt, dass »eine andauernde Bereitschaft zu Gesprächen im Verlauf der Krankheit von den Therapeuten vorgesehen werden soll«. Damit wird an die Geduld der Therapeut:innen im Umgang mit ME/CFS-Patient:innen appelliert. Das erscheint den Fachgesellschaften dringlich, da in der heutigen Praxis die Zeit knapp bemessen ist und betriebswirtschaftlich eine relevante Ressource darstellt. Weiterhin findet sich folgender Vorschlag: »Ein Symptomtagebuch zu führen, symptomorientierte Maßnahmen, eine Verhaltenstherapie und Psychotherapie zu absolvieren.« Diese Punkte können tatsächlich für die ME/CFS (LCS)-Patienten recht hilfreich sein, bewirken jedoch keine Heilung.

Für die körperlichen Betätigung wird empfohlen: »Die individuelle Balance zwischen Ruhe und Überforderung zu finden.« Dieser Aspekt ist tatsächlich wichtig, da jede Überforderung eine Krise bei den ME/CFS (LCS)-Patient:innen auslösen kann. Dies nennt man eine Systemische Belastungsintoleranz (englisch: Systemic Excursion Intolerance Desease (SEID) – ein sogenanntes Kardinalsymptom bei ME/CFS (LCS) –, bei der es nach Überschreiten einer gewissen individuellen Belastungsgrenze zu einer tage- oder wochenlangen oder im schlimmsten Fall zu einer dauerhaften Verschlechterung kommt.

Insgesamt kann man also sagen, dass die momentanen und wohl auch die zukünftigen Leitlinien zur Therapie des ME/CFS (LCS) sehr allgemein gehalten sind und sowohl die Ärzt:innen als auch die Patient:innen nicht wesentlich weiterbringen. Viele ME/CFS (LCS)-Patient:innen erleben eine regelrechte Odyssee an Arztbesuchen und landen irgendwann beim Psychiater, beim Psychologen oder beim Heilpraktiker.

Blick hinter die Kulissen: Die Leiterin einer Selbsthilfegruppe berichtet

Viele Patient:innen mit chronischen Erkrankungen treffen sich regelmäßig in Selbsthilfegruppen. Diese Zusammenkünfte dienen dem Austausch von Informationen, der gegenseitigen Hilfe und der Stabilisierung sozialer Kontakte. Zusätzlich gewinnen die Patient:innen durch die Selbsthilfegruppen mehr Mitspracherecht bei ihrer medizinischen Versorgung, bei den Krankenkassen und politischen Institutionen.

Infolge der vielen ungelösten Probleme beim ME/CFS recherchieren die Betroffenen oft in allen Medien und greifen jede neue Meldung auf. Sie werden zu Expert:innen für ihre Erkrankung, die ihr Wissen und ihre Erfahrungen in den Selbsthilfegruppen weitergeben. Ein solcher Austausch ist für die Betroffenen nicht nur informativ, sondern auch wohltuend. Man hilft sich gegenseitig und unterstützt sich.

Leiter:innen von ME/CFS-Selbsthilfegruppen erhalten – auch durch ihren Blick hinter die Kulissen – sehr viele Informationen, weshalb sie die Probleme ihrer Mitglieder besonders qualifiziert und tiefgründig aufzeigen können. Ihre Nähe zu den Patient:innen und ihre tiefen Einblicke in den Alltag der Betroffenen verhelfen zu einem besseren Verständnis der Erkrankung. Deshalb habe ich mit der Leiterin einer ME/CFS-Selbsthilfegruppe ein langes Gespräch per Mail geführt. Ein direktes Interview wäre für sie zu anstrengend, kräftezehrend und sogar riskant gewesen. Auf ihren Wunsch hin soll sie hier Frau Benz heißen.

In den letzten 15 Jahren begleitete Frau Benz in ihrer Selbsthilfegruppe annähernd 200 ME/CFS-Patient:innen. Ihre persönliche Frustration über den Umgang mit dem ME/CFS in der Medizin äußerte sie bereits in unserem ersten Mail-Kontakt:

»Ja, es ist ein verheerender Missstand, was den Umgang der Medizin mit dieser viel zu lange stigmatisierten Erkrankung anbelangt. Es freut mich, dass Sie ME/CFS als primäre körperliche Erkrankung auffassen und verstehen. Und dass Sie auch die

Übereinstimmung von Long- beziehungsweise Post-Covid mit ME/CFS verstanden haben.«

Und so führten wir per Mail folgendes Gespräch:

Dickreiter: *Bei der Versorgung der ME/CFS (LCS)-Patient:innen liegt noch sehr vieles im Argen. Was sind in Ihren Augen dabei die Hauptprobleme?*

Benz: Die Not rund um ME/CFS (LCS) ist sehr groß. Kaum jemand kann diese Krankheit diagnostizieren, geschweige denn behandeln. Mich erreichen in meinem Ehrenamt fast täglich Mails mit sehr bedauerlichen Inhalten. Es geht immer um die gleichen Fragen:

Wo finde ich einen Arzt, der sich mit ME/CFS (LCS) auskennt?

Was kann ich selbst zu meiner Genesung beitragen?

Wer hat Erfahrung mit diesen oder jenen Medikamenten oder Nahrungsergänzungsmitteln?

Wie bekomme ich Grundsicherung, Hartz 4, Rente und Ähnliches?

Die Betroffenen sind von unserem medizinischen Netz und von unserem sozialen System null aufgefangen oder abgesichert. Man ist mit ME/CFS (LCS) komplett auf sich allein gestellt.

Das Wissen über das ME/CFS (LCS) scheint nach Ihren Erfahrungen in der Medizin doch sehr begrenzt zu sein. Wie beeinflusst dieses Unwissen die Reaktionen aus dem Umfeld der Patient:innen?

Manche Betroffene wünschen sich eher eine Krebserkrankung, damit sie von ihrem Umfeld als krank anerkannt werden. Andere würden lieber ein Bein oder einen Arm verlieren, um als schwer behindert gesehen und respektiert zu werden. ME/CFS (LCS) ist nicht nur unsichtbar, sondern auch un-bekannt und un-anerkannt. Keinem anderen schwerkranken Menschen wird wohl so sehr unterstellt, nicht zu wollen und faul zu sein. Das ist das Schmerzlichste: Man will unbedingt, tut sogar alles, um in irgendeiner Art und Weise aktiv am Leben teilzunehmen, überwindet sich selbst jeden Tag gegen all die grippeartigen Symptome und wird durch eine Verschlimmerung seines Zustandes bestraft. Und bekommt dann von außen noch zu hören, es sei der fehlende Wille und der eigene Schweinehund, der zu überwinden sei.

In Ihrer Gruppe hören Sie sicherlich von vielen harten Einzelschicksalen. Geht Ihnen das nicht oft sehr nahe?
Doch, ich bin jedes Mal aufs Neue zutiefst bewegt, erschüttert und manchmal auch entsetzt darüber, was Menschen mit ME/CFS (LCS) durchleiden. Besonders, wenn sehr junge Menschen von ME/CFS (LCS) betroffen sind. Das nimmt einen schon mit, wenn ein Mitglied berichtet: »Im Alter von 22 Jahren, als ich durch ME/CFS noch bettlägerig war, habe ich mich älter als meine Großmutter mit 90 gefühlt. Eigentlich war damals jeder Tag wie ein elendiges Sterben. Die Erkrankung nimmt einem nicht das Leben, aber auf jeden Fall die Zukunft. 13 Jahre meines Lebens habe ich komplett verloren. Danach begann ein Leben, das vom Existenzkampf und von Qualen geprägt war. Zumindest gab es zwischendurch auch ab und zu mal ein Gefühl von etwas gesund und am Leben zu sein.« Das sind Schicksale, die man erst einmal verarbeiten muss.

Ja, das verstehe ich. Profitieren Ihre Mitglieder denn nicht von den jetzt vermehrt durchgeführten Long-Covid-Reha-Maßnahmen? Welchen Stellenwert hat für Sie die Rehamedizin generell in der Behandlung der ME/CFS (LCS)-Patient:innen?
Da muss sich noch einiges verbessern. ME/CFS (LCS) muss als eigenständige, körperliche Krankheit in den Rehakliniken erstmal bekannt werden. Im Moment werden alle Patient:innen mit andauernden Beschwerden nach einer Covid-19-Infektion in einen Topf geworfen und landen in der sogenannten Long-Covid-Reha. Bei ihnen wird sehr oft nicht nach den Ursachen für die andauernden Beschwerden wie Organerkrankungen (zum Beispiel Lungenschäden), Mehrfacherkrankungen und ME/CFS (LCS) unterschieden. Diese Vorgehensweise birgt aber gerade in der Reha ein erhebliches Gefährdungspotenzial für ME/CFS (LCS)-Patient:innen. Die Systemische Belastungsintoleranz, die Bedeutung von Pacing und die Notwendigkeit der Vermeidung eines Post-Exertional-Malaise

(PEM) sind oft überhaupt nicht bekannt, was zu gravierenden Fehlern in der Therapie und entsprechend zu massiven, z. T. sogar dauerhaften Verschlechterungen führt. So ist mir der Fall einer 46 Jahre alten Patientin bekannt, die durch die Reha zum Pflegefall wurde. Sie erkrankte nach einer Covid-19-Infektion an ME/CFS (LCS), das nicht erkannt wurde. Aus dem Nicht-Erkennen ihrer Erkrankung erfolgte durch Überforderung eine schädigende Therapie. In dieser Rehaklinik herrschte für alle Patient:innen das Motto: Fördern durch Fordern, denn wer rastet, der rostet. Durch diese in der Reha übliche Vorgehensweise hatte sich der Zustand dieser ME/CFS (LCS)-Patientin so verschlechtert, dass sie bettlägerig und pflegebedürftig wurde. Eine Rehabilitation, welche die Besonderheiten von ME/CFS (LCS) nicht berücksichtigt, kann für die Betroffenen also sehr gefährlich sein und ihren Zustand massiv verschlechtern. Ärzt:innen und Therapeut:innen in der Reha benötigen dringend eine Weiterbildung über das ME/CFS (LCS).

Das sind ja gravierende Behandlungsfehler, die Sie da beschreiben. Warum dringt das nicht deutlicher zu den Fachgremien und an die Öffentlichkeit durch?

Diese Patienten werden nicht gehört und wenden sich in ihrer Not an uns. Wir hören von vielen Erkrankten, welches Leid allein durch die Nicht-Beachtung der Systemischen Belastungsintoleranz mit einer massiven Verschlechterung ihres Zustandes bis hin zur absoluten Pflegebedürftigkeit verursacht wird. Die heutigen ME/CFS-Patient:innen durch Covid-19 sollten nicht das gleiche Schicksal erleiden, wie ME/CFS-Patient:innen zuvor über Jahrzehnte hinweg. Sie brechen körperlich während und nach der Reha zusammen und können sich im Anschluss oft nicht mehr selbst versorgen. Das darf nicht das Ziel und das Ergebnis einer medizinischen Behandlung sein.

Bei Ihrem Ehrenamt wird man sicher auch schmerzhaft an die eigene Krankheitsgeschichte erinnert. Wie ist es Ihnen dabei persönlich ergangen? Was haben Sie erlebt?

Bei mir dauerte es ziemlich genau sieben Jahre, bis die Diagnose ME/CFS stand. Das entspricht »lustigerweise« genau der durchschnittlichen Dauer, in der ein ME/CFS-Patient seine Diagnose erhält. Davor erlebte auch ich eine Ärzteodyssee von Facharzt zu Facharzt, von Klinik zu Klinik, deutschlandweit, ja sogar bis in die Schweiz. Die ganze Zeit wurde mir eine psychosomatische Erkrankung unterstellt, wogegen ich mich immer wehrte. Die wohl verwegenste Diagnose erhielt ich von einem Chefarzt einer HNO-Klinik: Verdacht auf Münchhausen-Syndrom. Da hat es mich doch fast umgehauen. Auf jeden Fall hat es meinem Stand in der Familie und meiner Glaubwürdigkeit in meinem Umfeld schwer geschadet.

Verständlich. Das Münchhausen-Syndrom ist ja die Bezeichnung für eine schwere psychische Störung, bei der körperliche Erkrankungen vorgetäuscht oder absichtlich durch ein selbstschädigendes Verhalten von den Betroffenen herbeigeführt werden. Ferner erfinden sie Erkrankungen und haben einen ständigen Ärztewechsel. Diese Verdachtsdiagnose offenbart deutlich die häufige Stigmatisierung der ME/CFS (LCS)-Patient:innen. Was würden Sie sich in Zukunft für die medizinischen Versorgung der ME/CFS (LCS)-Patient:innen wünschen?

Bei keinem anderen Krankheitsbild sehe ich eine größere Divergenz zwischen dem, was die Betroffenen de facto durchleiden und dem, wie die Erkrankung vom Gesundheitssystem und der Gesellschaft eingeschätzt wird. Über ME/CFS (LCS) besteht ein großes Unwissen und es fehlt an Bewusstsein sowohl für die Schwere als auch für die körperlichen Ursachen der Erkrankung. Das bestehende, große Wissen zu ME/CFS (LCS) muss endlich bekannter und die Erkrankung dadurch anerkannter werden. Weiter wünsche ich mir intensivere Forschung, die zu wirksamen Behandlungsmöglichkeiten führt, um diese Krankheit zu heilen oder zumindest stark lindern zu können.

Vielen Dank für das Gespräch, Frau Benz.

Das Gespräch mit Frau Benz, der Leiterin einer Selbsthilfegruppe, offenbarte mir, dass es äußerst aufschlussreich und hilfreich ist, den Betroffenen selbst eine Stimme zu geben. Man muss die ME/CFS (LCS)-Patient:innen zu Wort kommen lassen, um die Erkrankung in all ihren Dimensionen und Problemen aus Sicht der Betroffenen umfänglich darstellen und begreifbar machen zu können. Nur so kann sich in der Medizin der Umgang mit den Patient:innen zum Besseren wenden.

Ein Psychologe vermutet körperliche Ursachen

Durch einen gemeinsamen Freund lernte ich einen Psychologen kennen, der die psychologische Abteilung einer Rehabilitationsklinik leitet. In Wirklichkeit heißt er anders, hier nenne ich ihn Werner.

Seit Jahren sammelt Werner als Psychologe viel Erfahrung mit ME/CFS-Patient:innen und steht darüber hinaus noch einer Selbsthilfegruppe als Ansprechpartner und Berater zur Verfügung. Er vermutete schon seit längerer Zeit, dass bei ME/CFS-Patient:innen neben all den psychischen Problemen vor allem gravierende körperliche Ursachen und Veränderungen eine große Rolle spielen müssen. Wiederholte, von ihm angestoßene Diskussionen über dieses Thema mit den Ärzten seiner Klinik hatten ihn jedoch nicht weitergebracht.

Seit 2020 wurde Werner auch mit den Folgen der Corona-Pandemie in seiner Rehaklinik konfrontiert. Bis zum Zeitpunkt unseres Gespräches hatte er nahezu 600 Patienten und Patientinnen mit anhaltenden Beschwerden nach einer Covid-19-Infektion psychologisch begleitet. Diese Patienten und Patientinnen waren direkt nach ihrer akuten Covid-19-Infektion oder zu einem späteren Zeitpunkt aufgrund noch anhaltender Beschwerden stationär in seine Rehaklinik aufgenommen worden. Im Laufe seiner psychologischen Begleitung dieser Patienten wurde für ihn immer deutlicher, dass das Long-Covid-Syndrom mit dem ME/CF-Syndrom identisch ist. Er hatte es also nicht mit einer neuen Krankheit zu tun.

Von mir wusste Werner, dass ich mich seit langer Zeit sehr intensiv mit den biologischen Aspekten von Gesundheit und Krankheit beschäftige. In diesem Zusammenhang interessierte ihn vor allem das Thema Zellenergie in Bezug auf das ME/CF- und das Long-Covid-Syndrom. Und so tauschten wir beide – der Psychologe und der Arzt – uns über das ME/CFS (LCS) fachlich aus.

Werner: Ich sehe ein sehr großes Problem darin, dass die ME/CFS (LCS)-Patienten überwiegend uns Psychologen überlassen werden. Natürlich bestehen bei jeder Krankheit auch psychische Probleme, mich beschäftigt aber die Frage: Was ist beim ME/CFS (LCS) Henne und was ist Ei? Da weiche ich von der offiziellen Meinung in unserer Klinik deutlich ab. Bei den ME/CFS-Patienten hatte ich schon immer den dringenden Verdacht, dass hier primär Störungen in der Energiebildung zugrunde liegen. Die ME/CFS-Patienten können einfach nicht mehr, sie sind fertig und simulieren nicht. Ihr regelmäßiger Ausspruch »mein Akku ist leer und lädt sich nicht mehr richtig auf« muss doch ein körperliches Korrelat haben. Dieser Aspekt muss in meinen Augen dringend angegangen und geklärt werden.

Dickreiter: *Ich sehe das genauso. Der Grund für die mangelnde ATP-Produktion in den Zellen kann sicher sehr unterschiedliche Ursachen haben und unterschiedlich stark ausgeprägt sein. An der grundlegenden Störung dieser Erkrankung – dem Zellenergie-Defizit-Syndrom – ändert sich dadurch aber nichts.*

Die Symptome des ME/CFS werden meines Erachtens primär durch einen ATP-Mangel hervorgerufen. Das trifft gleichfalls für das Long-Covid-Syndrom zu, sodass man tatsächlich von einem ME/CFS (LCS) sprechen muss. Konntet ihr aus euren bisherigen Erfahrungen mit den ME/CFS-Patient:innen einiges für die Therapie der LCS-Patient:innen übernehmen?

Das Long-Covid-Syndrom ist in meinen Augen tatsächlich keine neue Erkrankung. Auch ich sehe das ME/CFS und das Long-Covid-Syndrom als ein und dieselbe Erkrankung an, die schon immer nach unterschiedlichsten Viruserkrankungen auftrat. Aus diesem Grunde kann ich sehr wohl vieles aus meiner bisherigen Erfahrung auf die »neuen« ME/CFS (LCS)-Patienten übertragen. Leider wird jedoch ärztlicherseits in unserer Klinik bei Folgebeschwerden und Folgeerkrankungen nach einer Covid-19-Infektion kaum konsequent nach deren zugrunde liegenden Störungen unterschieden. Sie laufen alle unter Long-Covid, und es wird selten nach den Ursachen differenziert. Dadurch bekommen die sogenannten »Long-

Covid-Patienten« sehr oft das gleiche schematisierte Behandlungsprogramm. Den ME/CFS (LCS)-Patienten droht hierdurch jedoch eine Überforderung und eine Verschlechterung ihres Zustandes.

Stimmt es also wirklich, was ich vor kurzer Zeit von einem leitenden Physiotherapeuten einer anderen Rehaklinik gehört habe? Dieser beklagte sich, dass nahezu alle Patient:innen mit Beschwerden nach einer Covid-19-Infektion unter dem Begriff »Long-Covid« eingestuft werden. Es wird selten differenziert, weshalb diese Patienten noch anhaltende Symptome und Einschränkungen aufweisen. Weiterhin beklagte er, dass die Behandlungspläne für den stationären Reha-Aufenthalt bereits vor der Aufnahme der Patient:innen schon weitgehend festgelegt sind. Die individuelle Modifikation (Ausrichtung) der Behandlungspläne nach der Aufnahmeuntersuchung würde sich absolut im Rahmen halten. Ist das bei euch auch so?
Dem kann ich nur zustimmen. Das Schlagwort »Long-Covid« wird über alle Patienten gestülpt. Die Therapiepläne werden nach den Einweisungsdiagnosen bereits vor der Aufnahme der Patient:innen erstellt. Dies hat seine Gründe in der Personaleinteilung und damit in der Wirtschaftlichkeit. Somit fällt der individuelle Charakter der Behandlung knapp bemessen aus, auch wenn ab und zu noch bei den Therapieplänen etwas nachjustiert wird.

Da steht natürlich die Gefahr einer Fehlbehandlung von ME/CFS (LCS)-Patient:innen im Raum. Der Physiotherapeut teilte mir außerdem mit, dass ME/CFS (LCS)-Patient:innen öfter in einem reduzierten Zustand aus der Reha nach Hause gingen, da niemand das Krankheitsbild kennt und adäquat behandeln kann. Siehst du das auch so?
Ja, das hängt in erster Linie damit zusammen, dass bei diesen Patient:innen überwiegend psychologische Probleme vermutet werden. Bei einem großen Teil der Patient:innen wird von vielen Ärzt:innen vor allem eine gestörte Krankheitsverarbeitung vermutet und deshalb die Therapie in der Reha vorwiegend den Psycholog:innen und Physiotherapeut:innen überlassen. Bei den Ärzt:innen habe ich oft den Eindruck, dass die Einstellung vor-

herrscht: »Das wird schon wieder werden.« Mir als Psychologe fehlt die Erklärung vonseiten der ärztlichen Kollegen, was sich auf der körperlichen Ebene beim ME/CFS (LCS) abspielt. Natürlich haben diese Patient:innen psychische Probleme, aber dies erklärt nicht die rasche Erschöpfung, die chronische Müdigkeit und ihre weiteren unspezifischen Symptome. Hierfür muss es meines Erachtens körperliche Ursachen geben. Niemand will doch auf Dauer freiwillig so krank sein.

Da stimme ich mit dir überein. Körperliche Ursachen gibt es beim ME/CFS (LCS) nach meiner Ansicht vor allem auf der Ebene der Zellen im Bereich der ATP-Produktion. Den Zellen geht, warum auch immer, die Energie aus, und das erklärt die Symptome. Ist denn ein ATP-Mangel kein Thema bei euren Besprechungen?

Nein. Über die Ursachen wird selten gesprochen, geschweige denn über zellbiologische Aspekte. Das ist leider so. Scheinbar alle Welt weiß heute, wie »Long-Covid« behandelt werden muss. Niemand will aus den Fehlern im Umgang mit dem ME/CF-Syndrom lernen. Für mich ist diese Unwissenheit schwer zu ertragen. Durch häufige Fehlbehandlungen – vor allem durch die Nicht-Beachtung der Systemischen Belastungsintoleranz – erleiden die Betroffenen erhebliche und zum Teil dauerhafte Folgeschäden. Vor allem Patient:innen mit einem Long-Covid-Syndrom müssten dringend aufgeklärt und gewarnt werden. Sie dürfen nicht in dieselben Behandlungsfehler geraten wie vor ihnen die ME/CFS-Patient:innen. Die Unwissenheit, die teilweise Ignoranz und das Nicht-Kennen des ME/CFS (LCS) mit der Systemischen Belastungsintoleranz müssen aufhören.

Als ehemaliger ärztlicher Leiter einer Rehaklinik interessiert mich noch folgende Frage: Welche Therapieziele werden aktuell in der Rehabilitation vorrangig formuliert und angestrebt?

In der Rehabilitation geht es nach wie vor neben der allgemeinen Stabilisierung überwiegend darum, den Patient:innen wieder den Weg in eine befriedigende Arbeits- und Lebenswelt zu ermöglichen. In der Behandlung der Patient:innen nach einer Covid-19-

Infektion liegt ein wichtiger Fokus auf der Atmung, aber auch auf der Stabilisierung des Bewegungsapparats, der Psyche und der kognitiven (geistigen) Fähigkeiten. Für viele Betroffene ist die Welt nach der Erkrankung eine andere, und sie müssen lernen, damit umzugehen.

Ich sehe die medizinische Rehabilitation als absolut notwendig an, sie sollte aber als vorrangiges Ziel nicht nur Wiedereingliederung ins Erwerbsleben, sondern auch vor allem die Wiederherstellung der Gesundheit haben. Welche Therapieerweiterung wäre deiner Ansicht nach sinnvoll?
In der Rehaklinik würde ich mir einen größeren Fokus auf allgemeine gesundheitliche Maßnahmen wie gesunde Ernährung, Abklärung und Behebung von Defiziten bei den Mikronährstoffen und deutlich mehr Einzeltherapien in der Physiotherapie und in der Ergotherapie wünschen.

Werden bei den Patienten die Mikronäherstoffe wie zum Beispiel Vitamin D, Zink, Selen, Magnesium im Labor gemessen?
Nein.

Wird die Herzratenvariabilität gemessen?
Nein.

Schaut ihr nach dem Phasenwinkel in der BIA?
Nein.

Macht ihr die Spiroergometrie?
Nein.

Bestimmt ihr das ATP in den Leukozyten?
Nein.

Da seid ihr von einer Abklärung und Objektivierung der körperlichen Ursachen eines ME/CFS (LCS) ja noch weit entfernt. Hat sich denn durch das »Long-Covid« für die Patient:innen mit ME/CFS (LCS) etwas geändert?

Nichts. Dazu haben auch schwerwiegende Fehler in der Vergangenheit beigetragen. Nach der desolaten Pace-Trial-Studie* im Jahre 2011 wurde von renommierten Ärzten empfohlen, bei ME/CFS-Patient:innen eine gezielte Aktivierungstherapie mit einer Verhaltenstherapie zu kombinieren. Diese Empfehlung war eine Katastrophe, weshalb die Selbsthilfegruppen dagegen zu Recht Sturm liefen. Sie hat sich aber in den Köpfen bis heute gehalten, was dringend korrigiert werden muss. Es ist fast so, als sei die Situation festgefahren.

Werner, ich danke dir für dieses Gespräch.

Empfehlenswerte Diagnostik

Die in den Leitlinien vorgeschlagene Diagnostik ist mit ihren spärlichen Laborwerten meines Erachtens viel zu gering gehalten. Sie wird der Schwere und der Komplexität des ME/CFS (LCS) und damit auch den Patient:innen in keiner Weise gerecht. Das vorgeschlagene Leitlinien-Laborprogramm – mit großem Blutbild, Entzündungswert (CRP), Blutzucker, Leberwerten (GOT, GPT, Gamma GT), Schilddrüsenwert (TSH) und Eisenwert (Ferritin) – muss beim ME/CFS (LCS) daher dringend um weitere Werte wie zum Beispiel Nierenwerte, Harnsäure, Mineralien (Natrium, Kalium, Kalzium, Magnesium), Cholesterin (HDL und LDL) und Triglyceride erweitert werden.

Natürlich gehören zur diagnostischen Abklärung eines ME/CFS (LCS) zusätzliche Untersuchungen wie ein EKG, eine Sonografie des Oberbauches, eine Spirometrie (Lungenfunktionsprüfung), eine Pulsoxymetrie (Sauerstoffsättigung des Blutes) usw. Weitere spezielle diagnostische Untersuchungen wie zum Bei-

---

* Diese Studie wird ab S. 190 ff genau erklärt und beschrieben.

spiel Schlafanalysen zum Ausschluss von Atemstillständen während des Nachtschlafes (eine Schlafapnoe) sind zusätzlich je nach Vorgeschichte und Angaben des Patienten oder der Patientin durchzuführen. Insgesamt handelt es sich bei den von mir vorgeschlagenen diagnostischen Erweiterungen der empfohlenen Leitlinien primär um ein notwendiges diagnostisches »Grundprogramm«, das andere Erkrankungen mit einer chronischen Müdigkeit beziehungsweise mit einem Fatigue ausschließen soll.

Ist jedoch eine Erkrankung mit einem Fatigue ausgeschlossen, so muss bei Verdacht auf ein ME/CFS (LCS) eine deutlich erweiterte Diagnostik durchgeführt werden. Die infrage kommenden vielfältigen Störungen, die einem ME/CFS (LCS) zugrunde liegen können, müssen alle aufgedeckt werden. In der Diagnostik des ME/CFS (LCS) sollten daher dringend die Bestimmung des ATP in den Leukozyten sowie des Weiteren Laborwerte, die Defizite der mitochondrialen ATP-Produktion aufzeigen – wie die Bestimmung von Pyruvat und Laktat (Salz der Milchsäure) im Serum –, beinhaltet sein. Auch Marker für eine Silent Inflammation wie das hsCRP und der TNF-alpha gehören dazu. Ebenso gilt es, die Mikronährstoffe, die für die gesamte Enzymausstattung und als Kofaktoren für deren Funktion notwendig sind, auf Defizite zu untersuchen.

ME/CFS (LCS): Wichtige Laborparameter

Die folgende Aufstellung soll einen Überblick über eine medizinisch begründete und patientengerechte Diagnostik beim ME/CFS (LCS) geben. Sie muss selbstverständlich nach ärztlichem Rat individuell angepasst und eventuell noch erweitert werden. Da sich durch neue Forschungsergebnisse laufend neue Erkenntnisse ergeben, muss nach dem Erscheinen dieses Buchs die Liste sicher erweitert werden. Es besteht deshalb nicht der Anspruch, dass die folgende Liste komplett und endgültig beziehungsweise vollständig ist.

- Für den Ausschluss einer anderen Erkrankung

Großes Blutbild, Leberwerte (GOT, GPT, Gamma-GT), Nierenwerte (Kreatinin, Harnstoff), Blutzucker, Cholesterin, Triglyceride, Elektrolyte (Natrium, Kalium, Kalzium, Magnesium), TSH (Schilddrüse), Ferritin (Eisenspeicher), Immunglobuline, NK-Funktion (natürliche Killerzellen, die für das Abtöten von virusinfizierten und krebsartig veränderten Zellen zuständig sind). Je nach Anamnese sollte noch ein Mastzellaktivierungssyndrom ausgeschlossen werden (Tryptase, Chromogranin A, Heparin im Blut), da es zum Teil ähnliche Symptome wie das ME/CFS bewirken kann.

- Für den Überblick über die mitochondriale Funktion

ATP in den Leukozyten als ein Marker für die Qualität der Mitochondrien-Funktion. Dazu Pyruvat und Laktat (Milchsäure) im Blut als Marker für einen anaeroben Abbauweg und damit für einen gestörten aeroben Abbauweg. Ergänzend die Bestimmung der LDH-Isoenzyme.

- ATP-Belastungstest

Die ATP-Bestimmung in den Leukozyten ergibt natürlich nur einen einzelnen Wert zu einem definierten Zeitpunkt. Dieser Wert kann zum Beispiel nach einer tagelangen Erholungsphase bei einer leichteren Form der mitochondrialen Schädigung nur wenig erniedrigt sein, obwohl er nach einer Belastung sehr deutlich abfallen würde. Bei diesem Test wird in drei unterschiedlichen Schritten ebenfalls das ATP in den Leukozyten bestimmt. In der ersten Probe wird das vorhandene ATP gemessen. Danach wird in die zweite Probe ein Toxin gegeben, das die ATP-Produktion reversibel hemmt, und nach einer bestimmten Zeit der Abfall des ATP gemessen. Anschließend wird das Toxin wieder entfernt und danach erneut das ATP gemessen. Dadurch erhält man eine Information darüber, wie schnell und wie tief das ATP auf das Toxin abfällt und wie schnell es wieder nach der Entfernung des Toxin wieder regeneriert wird. Somit ergibt der ATP-Belastungstest Auskunft über die Störanfälligkeit und Erholungsfähigkeit der Mitochondrien.

- Bioenergetischer Gesundheitsindex (bioenergetic health index, BHI)

Auch der BHI ist sehr interessant, bei dem die Mitochondrien ebenfalls einem Belastungstest unterzogen werden. Das Prinzip des BHI beruht darauf, dass die mitochondrialen Sauerstoffverbrauchsraten unter verschiedenen Bedingungen gemessen werden. Dabei wird ein Mitochondrien-Toxin zugesetzt, das anschließend wieder entfernt wird. Gesunde Mitochondrien sind resistenter auf das Toxin, weshalb die mitochondrialen Sauerstoffverbrauchsraten langsamer abfallen. Nach der Entfernung des Toxins steigen die mitochondrialen Sauerstoffverbrauchsraten bei gesunden Mitochondrien wieder schneller an als bei geschädigten Mitochondrien. Der BHI wird aus mehreren Parametern errechnet und ergibt nach Aussagen von Laborärzt:innen eine zuverlässige Aussage über den funktionellen Zustand der Mitochondrien.

- Abklärung der Mikronährstoffversorgung

Vitamin B_1, B_2, B_3, B_6, B_{12}, Vitamin D, Vitamin E, Folsäure, Magnesium, Zink, Selen, Mangan, Kupfer. Zusätzlich die sogenannten Vitaminoide (vitaminähnliche Substanzen), die für die mitochondriale Energiebildung bedeutsam sind: Alpha-Liponsäure, L-Carnitin, Q10 (Ubichinon).

- Abklärung einer chronischen Entzündung

CRP, und falls dieses normal ausfällt, zusätzlich das hsCRP. Dazu TNF-Alpha (ein proentzündliches Schlüsselenzym, das die entzündungsfördernden Interleukine (IL) wie IL1, IL6, IL10 aktiviert). Weiterhin sollten bei Verdacht auf eine chronische Entzündung auch Kynurenin und Tryptophan bestimmt werden.

- Abklärung der Entzündungsbalance im Körper

Fettsäureprofil mit Bestimmung des Verhältnisses von Omega-3-Fettsäuren zu Omega-6-Fettsäuren

- Abklärung von Stoffwechselstörungen

HbA1c als Maß für den Langzeitblutzucker und für die Verzuckerung (AGEs) bzw. für die Einschätzung der Ernährungsweise des Patienten. Dazu den Fettleberindex über die FLI-Berechnungsformel aus Größe, Gewicht, Bauchumfang, Triglyceride und Gamma-GT.

- Ausschluss einer Autoimmunerkrankung

Antikörper gegen körpereigene Strukturen wie ANA, ENA usw.

- Stressprofil

Cortisol-Tagesprofil im Speichel

- Abklärung einer chronisch-oxidativen Stressbelastung
- Malondialdehyd-modifiziertes LDL für oxidativen Stress
- Nitrotyrosin zur Erfassung eines nitrosativen Stresses
- Antioxidative Kapazität
- Glutathionperoxidase

ME/CFS (LCS): Darmdiagnostik

- Alpha-1-Antitrypsin im Stuhl als Indikator für eine Darmentzündung und erhöhte Darmschleimhautpermeabilität (Schleimhautdurchlässigkeit)
- Zonulin im Stuhl und Serum zum Nachweis eines Leaky-Gut-Syndroms
- I-FABP (Intestinal fatty acid binding protein) im Blut zum Nachweis einer gestörten Funktion der Darmbarriere
- sIgA – erniedrigt gilt es als ein Zeichen für eine erhöhte Schleimhautpermeabilität, zu hoch für eine akute Entzündung
- Histamin im Stuhl erhöht – bei Histaminintoleranz, Stress, Pseudoallergien, Malabsorption (mangelnde Aufnahme von Nahrungsmitteln), Nahrungsmittelunverträglichkeiten
- Schleimhautentzündung: Calprotectin im Stuhl
- Malabsorption: Pankreaselastase im Stuhl
- Fett im Stuhl: erhöht bei Gallensäureverlustsyndrom
- Stuhl pH: Säure-Basen-Verhältnisse bei ca. 5.5 bis 6,5 optimal
- Stuhlanalyse auf pathogene Keime und Pilze

Je nach Anamnese zusätzlich noch

- Histaminintoleranz abklären mit Bestimmung der DAO (Diaminooxidase im Blut), Methylhistamin im Blut, Histamin im Stuhl
- Gluten-Enteropathie: Gliadin-Antikörper, Endomysium-Antikörper, Transglutaminase-Antikörper

Zum Ausschluss chronischer Infekte

- Zytomegalie-Virus (Herpesgruppe)
- Epstein-Barr-Virus (dieser Virus – auch bekannt als Pfeiffersches Drüsenfieber – verbleibt bei 98 % der Erkrankungsfälle lebenslang im Körper)
- Chlamydien
- Herpes-1- und Herpes-2-Viren
- Varizellen-Viren
- Coxsackie-Viren

ME/CFS (LCS): Apparative Diagnostik

Die apparative Diagnostik dient zunächst ebenfalls dazu, andere Erkrankungen, die mit einem Fatigue einhergehen, auszuschließen. Hierzu gehören zum Beispiel das Ruhe-EKG, das Langzeit-EKG, das Belastungs-EKG, die Blutdruckmessung in Ruhe an beiden Armen und beiden Beinen, die Langzeit-Blutdruckmessung, die Spirometrie (Lungenfunktion), die Pulsoxymetrie (Sauerstoffsättigung im Blut). Je nach der Anamnese und dem körperlichen Befund sollten noch spezielle Untersuchungen wie Ausschluss einer Schlafapnoe, MRT, Sonografie und Röntgen in Betracht gezogen werden.

Bleibt der Verdacht auf ein ME/CFS (LCS) weiterhin bestehen, sollten in der apparativen Diagnostik noch eine Bioimpedanzmessung (BIA), eine Messung der Herzratenvariabilität (HRV) und eine Spiroergometrie (Messung der Sauerstoffaufnahme und der Kohlendioxidabgabe unter Belastung) durchgeführt werden. Diese drei Untersuchungen geben wertvolle Hinweise auf verschiedene Regulationsstörungen und auf ein mögliches Zellenergie -Defizit-Syndrom. Ergänzend kann ein pH-Tagesprofil im Urin gute Hinweise zur Beurteilung der Regulationsfähigkeit im Säure-Basen-Haushalt geben. Wiederholte Messungen der Handkraft sind ein wichtiger Parameter in der Leistungsdiagnostik. Ebenso muss die Abklärung einer Orthostatischen Intoleranz erfolgen.

Da die aufgeführten apparativen Diagnostikmethoden in Bezug auf ein Zellenergie-Defizit-Syndrom – eine der wichtigsten Störungen bei einem ME/CFS (LCS) – weitgehend unbekannt sind, werden sie im Folgenden erläutert.

- Bioimpedanzanalyse – BIA

Mit der BIA werden elektrische Widerstände im menschlichen Körper gemessen. Durch je zwei Elektroden an Hand und Fuß wird ein Wechselstrom durch den Körper geleitet und die unterschiedlichen Widerstände in den verschiedenen Geweben erfasst. Daraus kann die Körperzusammensetzung – Fett, Muskulatur, Wasser und Zellmasse des Menschen – bestimmt werden. Weiterhin wird von hochwertigen Geräten zusätzlich der Phasenwinkel – die Verschiebung vom Stromstärke-Maximum zum Stromspannungs-Maximum – an der Zellwand ermittelt. Der Phasenwinkel ist ein Maß für die Höhe der elektrischen Zellwandspannung (Membranpotenzial): Je höher der Phasenwinkel ist, desto höher ist das Membranpotenzial. Da in jeder Zelle nahezu die Hälfte des gesamten produzierten ATPs für den Aufbau ausreichend hoher Membranpotenziale verwendet wird, kann im Rückschluss aus der Höhe des Phasenwinkels auf eine ausreichende oder mangelnde ATP-Produktion geschlossen werden. Aus diesem Grund kann der Phasenwinkel bei ME/CFS (LCS)-Patient:innen äußerst aufschlussreich sein und sollte dringend in das diagnostische Programm aufgenommen werden.

In vielen Studien wurde nachgewiesen, dass mit der BIA zuverlässig der Wassergehalt, die Fettmasse, der Anteil der Muskulatur und der Zustand der Körperzellen (Phasenwinkel) bestimmt werden können. Deshalb wird die BIA zur Ernährungsberatung, zur Aufdeckung eines Wasserdefizits oder einer vermehrten Wassereinlagerung eingesetzt. Ferner eignet sie sich durch wiederholte Bestimmungen des Verhältnisses von Fettgewebe zur Muskulatur auch zur Beurteilung von Trainingsmaßnahmen. In der Altersheilkunde wird die BIA daher zur Diagnose eines Muskelschwundes (Sarkopenie) eingesetzt.

Die BIA-Messung weist keine Nebenwirkungen auf, sollte jedoch bei implantierten elektrischen Geräten (z. B. einem Herzschrittmacher) sowie an Schwangeren nicht angewandt werden.

■ Messung der Herzratenvariabilität – HRV

In der einfach und schnell durchführbaren HRV-Messung werden die zeitlichen Abstände der einzelnen Herzschläge gemessen. Es handelt sich nicht primär um eine Herzdiagnostik, sondern um eine Abklärung der Regulationsfähigkeit des vegetativen Nervensystems. Der natürliche Herzschrittmacher des Herzens – der Sinusknoten – unterliegt andauernden, wechselnden Einflüssen von Sympathikus und Parasympathikus. Bei einer guten Regulationsfähigkeit im vegetativen Nervensystem wechseln sich die beiden in ihrem Einwirken auf den Sinusknoten ab. Daraus ergeben sich bei gesunden Personen permanent recht unterschiedliche zeitliche Abstände zwischen den einzelnen Herzschlägen. Diese Abstände werden bei der HRV gemessen und aufgezeichnet. Auf diese Weise wird mit der HRV das Zusammenspiel von Sympathikus und Parasympathikus am Sinusknoten erfasst.

Es wird somit der Sinusknoten benutzt, um einen Überblick über die Regulationsfähigkeit des vegetativen Nervensystems zu gewinnen. Je größer die Variabilität der zeitlichen Abstände zwischen den Herzschlägen, umso besser spielen Sympathikus und Parasympathikus zusammen und umso besser reagiert der Körper auf unterschiedliche Reize. Bei Dauerstress zeigt sich eine reduzierte Herzratenvariabilität mit andauernd gleich langen zeitlichen Abständen der Herzschlagfolge.

Die HRV deckt somit Dysbalancen im vegetativen Nervensystem und vor allem einen andauernden Sympathikon-Tonus bis hin zur »sympathikotonen Starre« auf. Eine solche Daueraktivierung des Sympathikus führt zu einem überwiegend verbrauchenden (katabolen) Zellstoffwechsel und zu einem ATP-Mangel. Fehlt der Einfluss des Parasympathikus, so fehlt der aufbauende (anabole) Zellstoffwechsel und somit ausreichend ATP.

Die HRV-Messung gibt bei ME/CFS (LCS)-Patient:innen wertvolle Hinweise, ob die Regulationsfähigkeit im vegetativen Nervensystem noch erhalten oder schon gestört ist. Da die Regeneration nur im parasympathischen Zustand erfolgt, verhindert eine »sympathikotone Starre« bei jeder Krankheit die Ausheilung. Auch therapeutische Maßnahmen wie Entspannungsverfahren oder physiotherapeutische Behandlungen können mithilfe der HRV-Messung in ihrer Wirkung auf das vegetative Nervensystem überprüft werden.

Bei den ME/CFS (LCS)-Patient:innen gilt es vor allem, eine andauernde Sympathikotonie infolge von chronischen Stresseinflüssen mit der Bestimmung der HRV aufzudecken und therapeutisch anzugehen. Dauerstress führt zu einer sympathikotonen Starre, die keine ausreichende ATP-Produktion, keine Regeneration und somit keine Heilung zulässt.

■ Spiroergometrie

Aus der Kardiologie und aus der Sportmedizin ist die Ergometrie, bei der ein Proband auf dem Ergometer (Sitzfahrrad) stufenweise stärker belastet wird, weitreichend bekannt. Diese körperliche Belastung wird unter EKG-Ableitungen und Blutdruck-Messungen durchgeführt. Beurteilt werden die Reaktion des Herzens und das Blutdruckverhalten unter der zunehmenden körperlichen Belastung. Bei der Spiroergometrie werden zusätzlich über eine Atemmaske während der Belastung die Sauerstoffaufnahme und die Kohlendioxidabgabe des Probanden gemessen. Auf diese Weise wird die maximale Ausdauerleistung, die durch alleinigen Sauerstoffverbrauch (aerob) erbracht werden kann, bestimmt. Bei einer Belastungssteigerung über diese aerobe/anaerobe Schwelle hinaus wird von den Muskelzellen die Vergärung von Glukose (anaerob) zu Milchsäure für eine ATP-Produktion zur weiteren – wenn auch geringen – Leistungssteigerung hinzugenommen.

Mit der Spiroergometrie lässt sich bei allen Patienten und Patientinnen und so auch bei den ME/CFS (LCS)-Erkrankten die höchstmögliche aerobe Ausdauerleistung beziehungsweise die aerob/anaerobe Schwelle bestimmen. Diese Schwelle ergibt zuverlässige und objektivierbare Rückschlüsse auf die individuelle aerobe Ausdauerleistungsfähigkeit und somit auf die Schwere der körperlichen Leistungseinschränkung. Auch für die verordneten individuellen Trainingsmaßnahmen ist es wichtig zu wissen, ab welcher Belastungsstufe ein Patient oder eine Patientin in den »sauren« (anaeroben) Bereich kommt und dadurch gefährdet wird. Bei ME/CFS (LCS)-Patient:innen besteht zudem bei einer Belastung über die aerob/anaerobe Schwelle hinaus die Gefahr einer »Post-Exertional-Malaise« – einer schweren, lang andauernden Erschöpfung und Verschlechterung des Zustandes. Steht keine Spiroergometrie zu Verfügung, so bietet sich alternativ die Laktatbestimmung im Kapillarblut des Ohrläppchens unter körperlicher Belastung während der Ergometrie an.

Mit der Bestimmung der individuellen aerob/anaeroben Schwelle lassen sich bei ME/CFS (LCS)-Patient:innen die Leistungseinbußen gut objektivieren. 25 Watt Belastung entsprechen etwa einem gemütlichen Spaziergang auf ebener Strecke. Wer bei einer körperlichen Belastung von ca. 25–50 Watt bereits sauer wird, simuliert nicht, sondern kann wirklich nicht mehr. Das Ergebnis der Spiroergometrie ist somit nicht nur zur Festlegung der Belastungsintensität für das Training, sondern auch zur Beurteilung der Schwere des Leidens und letztlich für die sozialmedizinische Einstufung (Arbeitsunfähigkeit, Berentung) der ME/CFS (LCS)-Patient:innen unerlässlich.

Im Fachmagazin *Frontiers in Paediatrics* berichtet das Forschungsteam von M. Ciccolella, R. Stevens et al. aus den USA über ihre Ergebnisse von Spiroergometrieuntersuchungen bei ME/CFS (LCS)-Patient:innen. Diese nehmen unter gleichen Belastungen weniger Sauerstoff auf und verwerten ihn schlechter als gesunde Probanden. Letztlich wiesen ME/CFS (LCS)-Patient:innen deutlich niedrigere aerob/anaerobe Schwellen auf – folglich eine niedrigere Leistungsfähigkeit als gesunde Probanden.

Zusammenfassend hilft die Spiroergometrie, die Belastungseinschränkung bei ME/CFS (LCS)-Patient:innen objektiv nachzuweisen. Wird diese Untersuchung an zwei aufeinanderfolgenden Tagen durchgeführt, so ergibt sich bei den ME/CFS (LCS)-Patient:innen am zweiten Tag eine deutliche Leistungseinschränkung im Vergleich zur ersten Messung. Was daran liegt, dass sie in der kurzen Zeit zwischen den beiden Messungen nicht genügend ATP nachbilden konnten. Die Spiroergometrie darf jedoch nur gezielt und nur von ME/CFS (LCS)-erfahrenen Ärzt:innen durchgeführt werden, da sie anstrengend ist und die Gefahr, eine »Post-Exertional-Malaise« (PEM) auszulösen, in sich birgt.

- Handkraft-Messung

Die Messung der Handkraft mit einem Dynamometer und deren Verlaufskontrolle ist bei ME/CFS (LCS)-Patient:innen sehr hilfreich und einfach durchzuführen. Gesunde Probanden zeigen bei wiederholten Messungen in gewissen zeitlichen Abständen in etwa immer das gleiche Ergebnis in der Handkraft. Dagegen ergibt sich bei ME/CFS (LCS)-Patient:innen typischerweise bereits bei der ersten Wiederholungsmessung nach ca. einer Stunde ein deutlich geringerer Wert als in der Ausgangsmessung. ME/CFS (LCS)-Patient:innen können nach dem ersten Versuch das verbrauchte ATP nicht so schnell nachbilden. Ihre Muskelzellen geraten in einen ATP-Mangel und ihre Werte fallen in den Wiederholungen deshalb Stunde für Stunde niedriger aus. Dies unterscheidet ME/CFS (LCS)-Patient:innen in den Ergebnissen deutlich von gesunden Probanden. Die wiederholte Messung der Handkraft ergibt somit bei ME/CFS (LCS)-Patient:innen gute Hinweise auf eine eingeschränkte ATP-Produktion.

- Messung der orthostatischen Intoleranz

In ihrer Mehrzahl weisen ME/CFS (LCS)-Patienten Störungen der Kreislaufregulation auf. Nach dem Aufstehen klagen sie über anhaltenden Schwindel, Benommenheitsgefühle und Tachykardien (erhöhter Puls). Es werden zwei unterschiedliche Reaktionstypen unterschieden: die orthostatische Hypotonie (OH) und das posturale Tachykardiesyndrom (POTS).

Bei der orthostatischen Hypotonie kommt es nach dem Aufstehen zu einem plötzlichen Blutdruckabfall, der systolisch über 20mmHg und diastolisch über 10mmHG beträgt. Beim posturalen Tachykardiesyndrom kommt es innerhalb von zehn Minuten nach dem Aufstehen zu einem anhaltenden Pulsanstieg um mehr als 30 Schläge pro Minute oder zu einem anhaltenden Pulsanstieg über 120 Schläge pro Minute.

In der Praxis führt man zur Abklärung eines OH oder eines POTS den sogenannten NASA lean test (NASA-Anlehntest) durch. Dabei lässt man den Patienten zunächst fünf Minuten liegen, dann zehn Minuten stehen und dann noch mal fünf Minuten liegen. In der gesamten Zeit werden in jeder Minute der Puls und der Blutdruck gemessen und aufgezeichnet.

- Urin-pH-Messung

Eine allgemeine Übersäuerung (latente Azidose) des Organismus ist in der medizinischen Fachwelt ein umstrittenes Thema. Der Begriff latente Azidose wird von vielen Ärzten als unwissenschaftlich und als nicht brauchbar eingestuft. Zur Feststellung einer »Übersäuerung« bestimmt man in der universitären Medizin bisher nur eine Übersäuerung des Blutes, die nahezu ausschließlich auf der Intensivstation beachtet und gemessen wird. Das ist der Tatsache geschuldet, dass das Säure-Basen-Verhältnis (pH) nur im Blut exakt zu messen ist. Aus diesem Grund schenkt man der »latenten Übersäuerung« in der universitären Medizin keine Beachtung oder man kennt den Begriff überhaupt nicht.

Geregelte Säure-Basen-Verhältnisse sind jedoch nicht nur im Blut, sondern auch in der extrazellulären Matrix und in den Zellen äußerst wichtig. Alle biochemischen Reaktionen im Körper sind schließlich vom pH-Wert des jeweiligen Milieus abhängig. Zum Beispiel sind die Durchlässigkeit der Zellmembranen, die Viskosität (Fließfähigkeit) des Blutes und die Funktion der Rezeptoren in einem basischen Milieu deutlich besser. Den pH-Wert nur im Blut zu erfassen, bedeutet demnach, andere Verteilungsräume im

Körper – wie die extrazelluläre Matrix und den intrazellulären Raum – nicht zu berücksichtigen.

Unbestreitbar bestehen in der Diagnostik der latenten Azidose noch einige Probleme. Ein Lackmuspapier nur einmal in den Urin zu halten und zu schauen, ob dieser sauer oder basisch reagiert, genügt keinesfalls. Das Ergebnis einer einzelnen Urin-pH-Messung hängt von mehreren Einflussfaktoren ab. Es ist für die Interpretation des Ergebnisses bedeutsam, ob der Urin-pH bei dem Probanden nüchtern, nach dem Essen oder in welchem zeitlichen Abstand zu der letzten Mahlzeit gemessen wurde. Um eine einigermaßen verwertbare Aussage treffen zu können, müssen zunächst ein Kalium- und ein Zinkmangel ausgeschlossen werden, da ein solcher Mangel den Urin-pH erheblich beeinflusst. Danach wird ein Urin-pH-Tagesprofil mit Messwerten zu definierten Zeitpunkten erhoben. Dazu gehören der Nüchtern-Wert, danach ein Wert ca. zwei Stunden nach der Mahlzeit und ein Wert wieder vor der nächsten Mahlzeit jeweils beim Frühstück, beim Mittag- und beim Abendessen.

Verbindet man die Messergebnisse beim Gesunden mit einer Linie, so erhält man eine variable Kurve mit einem Nüchtern-Wert im sauren Bereich und einem basischen Wert ca. zwei Stunden nach dem Essen und so weiter. Eine solche variable Säure-Basen-Kurve im Urin zeigt an, ob der Patient im Säure-Basen-Haushalt gut reguliert oder nicht. Bei einer latenten Azidose ergibt die Verbindungslinie der Messwerte dagegen eine nahezu gerade Linie im sauren Bereich. Das ist ein klarer Hinweis auf eine Regulationsstörung im Säure-Basen-Haushalt. Naturheilkundliche Ärzt:innen und Heilpraktiker:innen verwenden zur Bestimmung der latenten Azidose auch die etwas genauere Säure-Basen-Titration nach Jörgensen oder die Säure-Basen-Bestimmung nach Sander.

Zur Beurteilung einer Regulationsstörung im Säure-Basen-Haushalt von ME/CFS (LCS)-Patient:innen ist das pH-Tagesprofil durchaus interessant. Eine sogenannte Regulationsstarre im sauren Bereich ist ein deutlicher Hinweis auf eine latente Azidose, die vor allem die extrazelluläre Matrix betrifft. Insofern kann das Ergebnis des Urin-pH-Tagesprofils sehr wohl helfen, therapeutische Entscheidungen zu treffen. Zum Beispiel, ob eine basische Ernährung, ein Basenfasten nach der Wacker-Methode, basische Mineralien wie Magnesium, Kalium, Zink oder rechtsdrehende Milchsäure verordnet werden sollten.

Weitere Tests, Befindlichkeitsskalen und Protokolle, die in der Diagnostik des ME/CFS (LCS) eingesetzt werden können:

- Fragebogen zur Erfassung (Bell-Score) der allgemeinen Funktionseinschränkung und damit zum Schweregrad von ME/CFS
- PEM-Fragebogen zur Bestimmung der Systemischen Belastungsintoleranz
- Erfassung der geistigen Leistungsfähigkeit, z.B. MMST, DemTect
- Fragebogen zur Lebensqualität (SF-36)
- Ernährungsprotokoll
- Bewegungsprotokoll
- Stressprotokoll
- Erfassung der momentanen und früheren Medikamenteneinnahme

Ganzheitlich-systembiologische Therapie zum ME/CFS (LCS)

Medicus curat, natura sanat – derArzt behandelt, die Natur heilt.

HIPPOKRATES

In der Naturheilkunde wird häufig und gern das Schlagwort »ganzheitlich« für Therapien benutzt. Nach der Lehre der Systembiologie wird dem Anspruch auf eine Ganzheitlichkeit in der Praxis jedoch selten genüge getan. Erfreulicherweise ist in den letzten Jahren auch in der universitären Medizin eine Tendenz zu mehr ganzheitlich ausgerichteten, sogenannten multimodalen Therapiekonzepten zu verzeichnen. Um den Patient:innen effektiv zu helfen, genügt es jedoch nicht, lediglich einige Therapien einzusetzen, für deren gemeinsame Anwendung es neue wissenschaftliche Erkenntnisse gibt. Für ein wirksames ganzheitliches Therapiekonzept ist ein konsequentes systembiologisches Vorgehen notwendig.

In der Systembiologie wird der menschliche Organismus als ein komplex vernetztes System betrachtet. Für die Therapie aus einer solchen systemischen Sichtweise muss entsprechend eine systemische Handlungsweise erfolgen. Der therapeutische Ansatz der Systembiologie ist es, alle Faktoren, die ein Mensch benötigt, um gesund zu bleiben und um gesund zu werden, zu erfassen und bei Bedarf zu korrigieren, um im Krankheitsfall eine Heilung zu ermöglichen. Da der Begriff »systembiologisch« in der Medizin noch wenig bekannt ist, erscheint es sinnvoll, stattdessen den Begriff »ganzheitlich-systembiologisch« zu verwenden. Der bekannte Begriff »ganzheitlich« kann in der Kombination »ganzheitlich-systembiologisch« das systembiologische Denken in der Medizin stärker in den Vordergrund und in das Bewusstsein der Ärztinnen und Ärzte rücken.

Die therapeutische Vorgehensweise sollte bei chronischen Erkrankungen und so auch beim ME/CFS (LCS) nicht auf die alleinige Gabe von Medikamenten fokussiert werden. Viel zu schnell werden in der Medizin Behandlungen außerhalb der medikamentösen Therapie als wenig wirksam betrachtet oder sogar abgelehnt. Im Interesse der Patient:innen gilt es, ein ganzheitlich-systembiologisches Therapiekonzept anzuwenden und zu evaluieren (auszuwerten). Therapeutische Maßnahmen, welche die Selbstregulation und die Selbstorganisation und damit die Selbstheilung unterstützen, können in der Regel nur nützen und nicht schaden. Hierzu passt der Spruch von Albert Schweitzer: »Was wir tun können, ist, dem Arzt, der in uns wohnt, eine Gelegenheit zur Wirkung zu geben.«

Bausteine der Therapie

Die ganzheitlich-systembiologische Therapie gestaltet sich für die ME/CFS (LCS)-Patient:innen recht umfangreich. Zur Unterstützung ihrer Selbstheilungskräfte ist es erforderlich, dass die vielen unterschiedlichen Bedingungen, die für eine ausreichende ATP-Produktion in den Zellen notwendig sind, normalisiert werden. Der aktuelle Stand der Forschungen bestätigt, dass das ME/CFS (LCS) multikausal (durch mehrere Faktoren) verursacht wird. Diesem Leiden liegt deshalb mit großer Wahrscheinlichkeit nicht ein rein »chemisches Problem« zugrunde, weshalb man das »therapeutische Problem« bei ME/CFS (LCS) mit der alleinigen Gabe von Medikamenten auch in Zukunft sicher nicht lösen wird. Zur Verbesserung ihres Gesundheitszustandes benötigen die Betroffenen in jedem Fall – auch zur Ergänzung einer zukünftigen medikamentösen Therapie – eine ganzheitlich-systembiologische Therapie.

Dazu gehört auch, dass die vier Grundregulationen nach Alfred Pischinger – die entscheidend dazu beitragen, unsere Gesundheit zu erhalten und das Gesundwerden im Krankheitsfall wieder zu ermöglichen – normalisiert werden. Die vier Grundregulationen helfen im Krankheitsfall zu erklären, welche Regulationsstörungen vorliegen. Dadurch gerät man nicht in Gefahr, Symptome wie Fieber, Kopfschmerzen oder Übelkeit mit einer Symptomtherapie zum Verschwinden zu bringen und zu denken, der symptomfreie Patient sei nun geheilt. Ein Symptom ist immer Ausdruck einer verstärkten Regulation im Organismus, um die Ordnung wieder herzustellen, oder eben ein Warnsignal. Anders ausgedrückt: Symptome sind die Sprache des Körpers, die wir verstehen sollten.

Einige ME/CFS (LCS)-Patient:innen werden wieder gesund. Nach der Literatur eine Prozentzahl im einstelligen Bereich, aber es gibt sie. Da es für die Therapie von ME/CFS (LCS)-Patient:innen noch keine speziellen Medikamente gibt, werden diese seltenen Patient:innen demnach auch ohne Medikamente wieder gesund. Auch bei den dauerhaft kranken ME/CFS (LCS)-Patient:innen gibt es Fluktuationen in ihrer Befindlichkeit, mal geht es ihnen besser, mal schlechter. Das bedeutet: Bei wenigen ME/CFS (LCS)-Patient:innen besteht durchaus die Fähigkeit zur Selbstheilung oder zumindest zu zwischenzeitlichen Verbesserungen ihres Zustandes. Hier muss daher unbedingt gefragt werden: Warum werden diese wenigen Patient:innen wieder gesund und die Mehrheit nicht? Was funktioniert bei diesen wenigen, was bei der Mehrheit nicht funktioniert? In diesem Sachverhalt liegt ein wichtiger Schlüssel, um das Funktionieren der Selbstheilungskräfte bei ME/CFS (LCS)-Patient:innen besser zu verstehen und wertvolle Hinweise für eine ganzheitliche Therapie zu erhalten.

Hippokrates äußerte sich zur Selbstheilung folgendermaßen: »Die wirksamste Medizin ist die natürliche Heilkraft, die im Inneren eines jeden von uns liegt.« Machen wir uns als Ärzt:innen also auf, die natürliche Heilkraft der Patient:innen zu stärken.

Für die Umsetzung des systembiologischen Therapiekonzeptes bei ME/CFS (LCS)-Patient:innen sind eine intensive Beratung und auch die konsequente Mitwirkung der Patientin oder des Patienten dringend notwendig. Alle Bereiche, die biologisch auf den menschlichen Organismus einwirken – wie Bewegung, Ernährung, Versorgung mit Vitaminen, Mineralien und Spurenelementen, Säure-Basen-Verhältnisse, chronischer Stress, Toxinbelastung, Erholungsphasen usw. –, müssen erfasst, bewertet und bei Bedarf korrigiert werden. Das ganzheitlich-systembiologische Therapiekonzept wird in unserer Rehabilitationsklinik als »Zellbiologische Regulationstherapie« bezeichnet. Dieses Therapiekonzept beruht auf der Frage: Was und wie viel muss ich tun, damit es den Zellen gut geht?

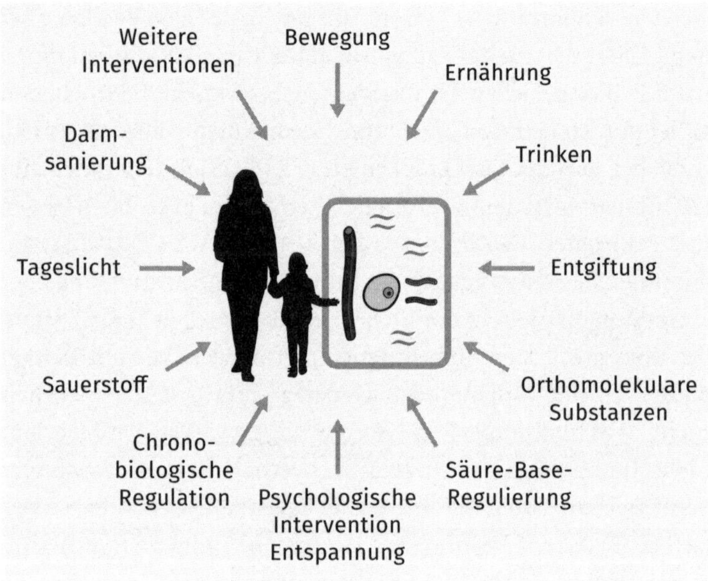

Zellbiologische Regulationstherapie

In der Beratung werden die Patient:innen über die Bedeutung der einzelnen Maßnahmen, über deren Zusammenwirken und ihre Auswirkungen auf die Genesung informiert. Nur dadurch kann bei den Betroffenen eine ausreichende Motivation erzeugt werden, die dafür sorgt, dass sie sich zuverlässig in die aktive Umsetzung der Therapie einbringen. In Studien wurde belegt, dass gut informierte Patient:innen, die bei ihrer Behandlung mitwirken und darin den richtigen Weg für ihre Genesung sehen, deutlich bessere Heilungschancen aufweisen als sich passiv verhaltende Patient:innen.

Bei der ganzheitlich-systembiologischen Therapie wird von den Patient:innen deutlich mehr gefordert als lediglich die Einnahme von Medikamenten. Sie müssen für ihre Genesung »arbeiten«, um die Selbstheilungskräfte, die in ihrem Inneren liegen, zu aktivieren.

Bewegung

Obwohl sich Bewegung normalerweise in jeder Form positiv auf die Gesundheit auswirkt, darf sie bei ME/CFS (LCS)-Patient:innen nur mit »angezogener Handbremse« durchgeführt werden. Beim ME/CFS (LCS) ist es äußerst wichtig, die individuelle Belastung im täglichen Bewegungsprogramm nach dem Pacing-Prinzip auszurichten. Pacing bedeutet: schonend und vorsichtig mit den eigenen Ressourcen umzugehen, also gewissermaßen ein Energiemanagement zu betreiben. Nach einer körperlichen Überforderung geraten ME/CFS (LCS)-Patient:innen in einen langanhaltenden Erschöpfungszustand – in eine sogenannte Post-Exertional-Malaise (PEM) –, den es in jedem Fall zu vermeiden gilt. Körperliche Belastungen sollten daher bei ME/CFS (LCS)-Patient:innen nur im angenehmen und aeroben Bereich durchgeführt werden. Hierzu ist die Durchführung einer Spiroergometrie sinnvoll, da mit ihr die individuelle aerob/anaerobe Schwelle sehr exakt bestimmt werden kann.

Für die Betroffenen ist es bedauerlich, dass sie nicht wie nahezu alle anderen Patienten von körperlicher Bewegung profitieren, sondern durch sie gefährdet werden. Obwohl Bewegung auf die Genesung – und den Erhalt der Gesundheit – so positive Effekte hat, darf der Spruch: »Wer rastet, der rostet« auf keinen Fall auf ME/CFS (LCS)-Patient:innen übertragen werden.

Während ihrer Aktivität produziert unsere Muskulatur vielfältige Botenstoffe (Myokine), die in viele Stoffwechselfunktionen eingreifen. Frau Professorin Bente Pedersen entdeckte die Myokine und bezeichnete die Muskulatur daraufhin als ein Stoffwechselorgan. Eine aktive Muskulatur produziert nachweislich über 600 verschiedene Myokine, deren Wirkweise noch nicht bei allen vollständig entschlüsselt ist. Unter den Myokinen befinden sich auch entzündungshemmende Botenstoffe – darunter das Myokin »Inter-Leukin-6« (ILK-6, früher als Interferon-beta 2 bezeichnet), das mit am besten erforscht ist. Es wirkt entzündungsfördernden Botenstoffen wie dem TNF-alpha entgegen. Interessanterweise setzt eine bewegte Muskulatur im Gegensatz zu einer ruhenden Muskulatur das ILK-6 in hundertfach größerer Menge frei. Weiterhin ist bemerkenswert, dass bestimmte Myokine das Wachstum von Tumorzellen hemmen. So senkt eine regelmäßige körperliche Bewegung zum Beispiel das Brust- und Darmkrebsrisiko um ca. 25–30 Prozent. Aufgrund dieser vielfältigen positiven Effekte sollte trotz aller Einschränkungen Bewegung bei ME/CFS (LCS)-Patient:innen mit größter Vorsicht ermöglicht und durchgeführt werden.

Infolge der durch die Erkrankung ausgelösten gewissen Immobilität und durch längere Ruhezeiten muss bei ME/CFS (LCS)-Patient:innen mit Faszienverklebungen und Kontraktionsrückständen (dauerhaft kontrahierte Muskelfasern) in der Muskulatur gerechnet werden. Diese negativen Veränderungen in der Skelettmuskulatur gilt es dringend vor einer körperlichen Aktivierung durch eine effektive Physiotherapie zu beheben. Vor dem Trainingsbeginn gilt für die Muskulatur bei allen Patient:innen – auch für die ME/CFS (LCS)-Patient:innen – das Motto: erst sanieren, dann trainieren. Das bedeutet, dass die Mikrozirkulation, der muskuläre Zellstoffwechsel sowie das Zusammenspiel der Faszien mit den Muskeln normalisiert werden müssen. Auf diese Thematik wird im Kapitel Physiotherapie genauer eingegangen (s. S. 173 ff.).

In der praktischen Umsetzung empfiehlt es sich, körperliche Bewegung am besten in freier Natur und an der frischen Luft durchzuführen. Im Wald profitiert man neben dem Tageslicht, den Farben und den Gerüchen auch von den biologisch wertvollen, negativen Sauerstoffionen. Sie sind mit überschüssigen Elektronen ausgestattet und wirken antioxidativ. Deshalb werden diese negativen Sauerstoffionen auch als »Luftvitamine« bezeichnet. Vor allem befinden sie sich in der Luft an Wasserfällen, in der Brandung des Meeres und im Tannenwald.

Bewegung als Therapie und deren Belastungssteuerung erfordern in der Betreuung von ME/CFS (LCS)-Patient:innen von den Ärzt:innen viel fachliches Wissen, Erfahrung und Kenntnisse über die Besonderheiten bei dieser Erkrankung. Die Systemische Belastungsintoleranz muss in jedem Fall berücksichtigt werden. Darüber hinaus ist eine gute Kommunikation zwischen den Ärzt:innen und den Physiotherapeut:innen erforderlich.

Ernährung

Dem amerikanischen Ernährungsexperten John Ioannides wurde folgende Frage gestellt: »Es gibt eine Million Studien zur Ernährung. Wie viele sind fehlerhaft?« Seine Antwort: »Mehr als 90 Prozent« (Interview im Spiegel 27/ 2017 (109).

Ioannides' Rat für eine gesunde Ernährung lautete: »Nicht zu viel essen, nicht übergewichtig werden, Maß halten, viel Obst und Gemüse verzehren – fertig.«

Trotz der Schwierigkeit, überhaupt verlässliche Studienergebnisse zu einer gesunden Ernährung zu bekommen, ist es an der Zeit, die tägliche Ernährung stärker in der Therapie einzusetzen. Bei ME/CFS (LCS)-Patient:innen ist eine rasche Umstellung auf eine Ernährungsweise, die eine antientzündliche Wirkung aufweist, wie zum Beispiel die traditionelle mediterrane Kost oder die Logi-Kost, dringend zu empfehlen. Unter diesen Kostformen – die beide sehr ähnlich sind – gelingt es, schnell resorbierbare Zucker, wie sie in Süßspeisen, in Süßgetränken oder in Weißmehlprodukten (Brot, Nudeln) enthalten sind, weitgehend zu vermeiden.

Diese »schnellen Zucker« wirken sich besonders negativ aus, da sie zur Verzuckerung von Eiweißstrukturen im Körper führen. In der Medizin werden diese verzuckerten Eiweißstrukturen als »Advanced Glycation Endproducts« (AGEs) bezeichnet. Gegen diese AGEs sind bestimmte Abwehrzellen mit Rezeptoren ausgestattet und greifen sie an – was zu andauernden, unterschwelligen

Entzündungen führt und eine Ursache für die sogenannte Silent Inflammation ist.

Bei der Eiweißzufuhr sollte in der Ernährung von ME/CFS (LCS)-Patient:innen auf qualitativ wertvolles Fleisch und Fisch geachtet werden. Wichtig ist das weitgehende Vermeiden von Schweinefleisch und vor allem von verarbeiteten Schweinefleischprodukten wie Speck, Wurst usw. Diese enthalten besonders viel Arachidonsäure, die ein wichtiges Ausgangssubstrat für entzündungsfördernde Botenstoffe darstellt. Bevorzugt werden sollten in jedem Fall Fleisch, Milch, Milchprodukte und Eier von Tieren, die in einer Weidehaltung beziehungsweise in freier Natur aufwachsen. Bei Fisch empfiehlt es sich, auf wild gefangenen Fisch mit Bevorzugung von Hering, Makrele und Lachs zu achten. Diese enthalten viel essenzielle Omega-3-Fettsäuren, die als Ausgangssubstrat für entzündungshemmende Botenstoffe gebraucht werden. Wer keinen Fisch essen mag, für den stehen Omega-3-Präparate aus Fisch- oder Algenöl mit einem gesicherten, hohen Gehalt an EPA und DHA zur Verfügung (näheres unter Omega-3-Fettsäuren, s. S. 142).

Englische Allergologen vermuten, dass bei der Auslösung des ME/CFS (LCS) auch Getreide- und Milchprodukte eine Rolle spielen. Von den Getreidesorten stehen besonders Weizen und Roggen im Verdacht, bei diesem Leiden eine krankheitsfördernde Wirkung aufzuweisen. Alle Pflanzen produzieren zur Abwehr von Bakterien, Pilzen und ihrer Fressfeinde chemische Substanzen, die diesen Schaden zufügen oder ihnen einfach nicht guttun. Diese Abwehrstoffe bezeichnet man als Lektine. Einige Lektine sind säurelabil und werden beim Verspeisen der Pflanze – wie zum Beispiel bei Erdbeeren, Äpfeln und Birnen – im Magen zerstört. Manche Pflanzen – wie zum Beispiel Kartoffeln, Bohnen und Erbsen – produzieren jedoch säureresistente Lektine, die hitzelabil sind, weshalb sie nur gekocht verzehrt werden können. Lektine aus Weizen und Roggen sind sowohl säureresistent als auch hitzeresistent und werden somit beim Verzehr nicht zerstört.

Diese resistenten Lektine binden sich an körpereigene Strukturen und rufen dort Entzündungen hervor. Beim Ausmaß der Entzündung spielt wohl eine genetische Disposition eine erhebliche Rolle: Der eine merkt nichts, der andere wiederum sehr viel. Deshalb stehen diese resistenten Lektine in dringendem Verdacht, bei manchen Personen krankheitsfördernd zu wirken. ME/CFS (LCS)-Patient:innen sollten daher mindestens drei Monate konsequent auf Weizen- und Roggenprodukte verzichten und beobachten, ob sich ihr Zustand in dieser Zeit entscheidend verbessert. Im positiven Fall sollten diese Produkte auf Dauer gemieden werden

Ebenso sollte die handelsübliche Milch weitgehend weggelassen werden, da sie Untersuchungen nach zu einer Erhöhung von entzündungsfördernden Botenstoffen führt. Bei der Milch macht es zudem einen großen Unterschied, ob eine Kuh wie in früheren Zeiten sieben Liter Milch pro Tag produziert oder wie heute bis zu 60 Liter. Diese Massenproduktion geht nur auf Kosten der Qualität und letztlich auf Kosten unserer Gesundheit. Joghurt, Quark und Käse dagegen sind ausgenommen. Bei ihnen werden die entzündungsfördernden Eiweiße durch den Fermentierungsprozess abgebaut und dürfen weiter konsumiert werden.

Es versteht sich von selbst, dass beim ME/CFS (LCS) auf Alkohol, der ein starkes Zellgift ist, strikt verzichtet werden muss. Oder salopp gesagt: Wenn es den Zellen sowieso schon nicht gut geht, sollte man sie nicht auch noch vergiften.

ME/CFS (LCS)-Patient:innen sollten kaltgepresste Lein-, Raps-, Nuss- oder Olivenöle und mittelkettige Fettsäuren wie Kokosfett in der Küche benutzen. Zu meiden sind Sonnenblumen-, Maiskeim- und Distelöl sowie Margarine, die aus solchen Ölen hergestellt wird. Diese Öle sind reich an Omega-6-Fettsäuren, die als Ausgangssubstrat für entzündungsfördernde Botenstoffe dienen. Die Betroffenen benötigen eine vollwertige, gesunde Ernährung mit viel frischem Obst, Gemüse und Salat aus biologischem Anbau. Die traditionelle mediterrane Kost oder die Logi-Kost in

Kombination mit den aufgeführten Aspekten entspricht – unter Berücksichtigung, dass die verwendeten Waren Bioqualität aufweisen – einer solchen gesunden Ernährung.

Über Jahrhunderttausende war für die Menschen bei der Ernährung das große Problem, überhaupt genügend Kalorien zu bekommen. Unsere Vorfahren waren letztlich immer vom Verhungern bedroht. Heute hat sich das Problem der knappen Kalorien in unserem Land ins Gegenteil verkehrt: ins Übermaß. Aber dieses Übermaß hat seinen Preis: Heute kann Ernährung durch die Massentierhaltung, die denaturierten Böden, die chemischen Rückstände in pflanzlichen und tierischen Nahrungsmitteln, die denaturierten Fette, die mangelnde Mikronährstoffversorgung, den übermäßigen Verzehr von schnell resorbierbaren Kohlenhydraten (zuckerhaltigen Produkten, Weißmehlprodukten) ein krankmachender Faktor sein.

Wer seine Ernährung auf eine gesunde Ernährung umstellen möchte, der kann sich neben der genannten traditionell mediterranen Kost und der Logi-Kost zusätzlich an der Kost unserer Vorfahren orientieren und ausrichten. In dieser Kost finden sich gutes Fleisch, Wildfleisch, Fisch, Gemüse, Wurzeln, Nüsse, Beeren usw. Diese ursprüngliche Ernährungsweise hat unseren Stoffwechsel über Jahrhunderttausende geprägt und entsprechend ausgelegt. Weichen wir lange und stark von ihr ab, so birgt dies ein erheblich krankmachendes Potenzial.

Intervallfasten

Beim Intervallfasten geht es nicht primär um eine Gewichtsabnahme, sondern vor allem um die sogenannte Autophagie (Selbstverdauung), für deren Entdeckung im Jahre 2016 der Nobelpreis an Professor Oshumi verliehen wurde. Die Autophagie setzt nach einer etwa 12-stündigen Essenspause ein und erreicht nach 16 Stunden ihr Maximum. Sie wird demnach im Hungermodus aktiviert und läuft in jeder Körperzelle ab. Der Begriff Autophagie ist meines Erachtens etwas unglücklich gewählt, denn es handelt sich keineswegs um eine Selbstverdauung, sondern darum, dass die Zellen im Hungerzustand vorhandenes weitgehend unbrauchbares Material zerlegen.

In jeder Zelle fällt Müll an, wie zum Beispiel verklumpte und ausgemusterte Eiweiße, Partikel von zugrunde gegangenen, defekten Zellorganellen, wie zum Beispiel von beschädigten Mitochondrien. Der Müll liegt in Bläschen in der Zelle und wird dort verwahrt, solange andauernd Nahrung von außen kommt. Im Hungermodus dagegen werden die Müllbeutel zu den Lysosomen – die für die Abfallentsorgung zuständigen Zellorganellen – befördert und in ihnen durch Verdauungsenzyme zerlegt. Die Bausteine der zerlegten Abfallstoffe werden danach, wohl mangels Nachschub durch die Nahrung, wiederverwertet, gewissermaßen recycelt. Eines der stärksten Autophagie-Signale ist der Hunger.

Vereinfacht ausgedrückt: Die Zelle wendet sich, wenn von außen nichts mehr kommt, den eigenen noch verwertbaren Vorräten zu. Die Autophagie induziert demnach einen Vorgang im Körper, der die Zellen reinigt, regeneriert und erneuert. Dadurch entspricht die Autophagie einer natürlichen Verjüngungskur der Zellen, was durch aktuelle Studien belegt ist. Deshalb wird das Intervallfasten im Kampf gegen verschiedene Krankheiten wie Arthrose, Alzheimer, Krebs usw. immer häufiger empfohlen und eingesetzt. Auch bei der ME/CFS (LCS) ist es meines Erachtens ratsam, etwa 2- bis 3-mal pro Woche ein Intervallfasten nach der 8/16-Methode zur Zellregeneration durchzuführen: Dies bedeutet eine Nahrungsaufnahme nur über acht Stunden, danach 16 Stunden fasten, wobei die Nachtruhe in diese 16 Stunden eingebaut werden kann.

Trinken

Pro Tag sollte jeder Mensch mindestens zwei bis drei Liter Flüssigkeit zu sich nehmen. Es empfiehlt sich, gleich morgens nüchtern als Erstes viel (warmes) Wasser zu trinken, da über Nacht dem Körper durch die Verdunstung und durchs Schwitzen relativ viel Wasser verloren geht. In der Naturheilkunde wird das morgendliche lauwarme Wassertrinken auch empfohlen, um im nüchternen Zustand den Darm mit Wasser zu reinigen.

Wie viele positive Wirkungen Wasser aufweisen kann, ist wenig bekannt. So können zum Beispiel Wassermoleküle freie Elektronen anlagern und damit Elektronen speichern. Bei einem Überschuss an Elektronen im Wasser spricht man von einem negativen Redoxpotenzial des Wassers, bei einem Elektronenmangel von einem positiven Redoxpotenzial. Wenn das Trinkwasser viele Elektronen enthält, also ein negatives Redoxpotenzial aufweist, kann es ähnlich wie Vitamine diese überschüssigen Elektronen im Körper abgeben und dadurch antioxidativ wirken. Ein solches Wasser kann somit die schädlichen freien Radikale neutralisieren und entschärfen.

Elektronenreiches Wasser lagert sich im Körper bevorzugt an sogenannten Grenzflächen ab. Die Wände der Körperzellen sind wasserabweisend, sodass kein Wasser durch sie hindurchdringen kann. Das Wasser gelangt nur über spezielle Kanäle, die von bestimmten Proteinen (Eiweißen) in der Zellwand gebildet werden – die sogenannten Aquaporine – in das Innere der Zelle. Für deren Entdeckung erhielte Peter Agre im Jahre 2003 den Nobelpreis.

Wasser kann durch die Aquaporine in beide Richtungen – also rein und raus – ohne Energieverbrauch diffundieren. In den Aquaporinen finden sich positiv geladene Abschnitte, die keine positiv geladenen Wassermoleküle durchlassen, sondern nur negativ geladene. Somit gelangen in die Aquaporine nur Wassermoleküle mit einem Elektronenüberschuss (negative Ladung), jedoch keine Wassermoleküle mit einem Elektronenmangel (positive Ladung). Dadurch wird verhindert, dass die Zellwandspannung (Membranpotenzial) durch elektronenarmes Wasser erniedrigt wird. Viele Leitungswasser und Mineralwasser haben ein positives Redoxpotenzial, was bedeutet: Sie sind relativ arm an Elektronen. Quellwasser und Mineralwasser aus bestimmten Quellen (zum Beispiel Hornberger Lebensquelle und Laurentius) sind dagegen elektronenreich und haben ein negatives Redoxpotenzial. Für den Hausgebrauch gibt es bereits Geräte, die durch Ionisierung dem Wasser Elektronen zuführen.

Wie wichtig ein sauberes Wasser für unsere Gesundheit ist, unterstreicht dieser chemische Fakt: Quecksilber- und Silberionen binden sich an die Aminosäure Cystein (ein Eiweißbaustein der Aquaporine). Da sich das Cystein am Eingang der Aquaporine befindet, werden diese verstopft. Über diese verstopften Kanäle kann kein Wasser mehr in oder aus der Zelle gelangen – die Zelle kann in Wassernot geraten. Des Weiteren sollte beachtet werden, dass das Wasser keine künstlich zugesetzte Kohlensäure beinhaltet. Kohlensäure zerfällt im Körper rasch in Wasser und Kohlendioxid, das über die Lunge abgeatmet wird. Ein zu viel an kohlesäurehaltigem Mineralwasser kann zu vermehrter Magensäurebildung, zu Verdauungsproblemen und zu Blähungen führen. Zudem ist der weitgehende Verzicht auf Alkohol anzuraten, da dieser alle Zellen schwächt. Kaffee dagegen kann je nach Verträglichkeit konsumiert werden.

Beim Trinken kommt es einerseits auf die Menge (zwei bis drei Liter), andererseits auf die Qualität des Wassers an. Nach Möglichkeit sollte ein reines Wasser mit einem hohen Lösungsvermögen in der Trinkmenge enthalten sein, da nur solches Wasser im Körper viele Abfallstoffe aufnehmen und ausleiten kann (Lösungsvermögen). Hier ist zu beachten, dass die meisten Mineralwasser dem Anspruch auf ein hohes Lösungsvermögen nicht genügen. Deshalb sollte man sich beim Konsum von Mineralwassern gut informieren.

Ein ausreichend und qualitativ hochwertiges Wasser kann beim ME/CFS (LCS) einen wertvollen Beitrag zur Normalisierung des Wasserhaushaltes, zur Unterstützung der Ausleitung und zur antioxidativen Neutralisation von freien Radikalen leisten.

Entgiftung

Behandlungsmethoden zur Entgiftung oder zur Entschlackung haben bis heute in der universitären Medizin einen zweifelhaften Ruf. Das liegt überwiegend daran, dass die universitäre Medizin die extrazelluläre Matrix und damit deren Verschlackungsphänomene bisher kaum berücksichtigt. In der Naturheilkunde kommt dem Thema Entgiftung jedoch eine große Bedeutung zu. Hier ist das Thema der Verschlackung einer extrazellulären Matrix schon lange präsent. Diese Widersprüchlichkeit zwischen den beiden »Medizinschulen« gilt es im Interesse der Patienten möglichst rasch aufzulösen.

Bereits im Jahr 1982 erklärte die Weltgesundheitsorganisation (WHO), dass 80 Prozent aller chronischen Erkrankungen einen Bezug zu Umweltbelastungen aufweisen. Weiterhin betonte sie damals, dass Umweltgifte entscheidende Ursachen oder wesentliche Kofaktoren für chronische Erkrankungen darstellen. Mittlerweile wird das Problem der schleichenden Vergiftung immer dringlicher, da die Anzahl der chemischen Substanzen und der Schwermetalle in der Nahrung, der Kleidung, in den Wohn- und Arbeitsräumen, im Auto usw. in den zurückliegenden Jahrzehnten ständig zugenommen hat. Die Menschen von heute stehen dadurch im Vergleich zu ihren Vorfahren vor einer neuen, zunehmend größer werdenden Gefährdung, chronische Erkrankungen zu erleiden. Aufgrund der chronischen Verläufe des ME/CFS (LCS) hat diese Problematik auch zu diesem Leiden einen wichtigen Bezug.

In der heutigen Zeit gelangen vielfältige chemische Substanzen wie Pestizide, Herbizide, Schwermetalle, chemische Zusatzstoffe in den Lebensmitteln nahezu regelmäßig in den menschlichen Organismus und werden dort vor allem in der extrazellulären Matrix, aber auch in den Zellen abgelagert. Durch die zunehmende Vermüllung der extrazellulären Matrix wird die Vitalität der Zellen erheblich in Mitleidenschaft gezogen. In der Naturheilkunde besteht ein Konsens darüber, dass die zunehmende Umweltbelastung auch zu einer zunehmenden Innenweltbelastung im menschlichen Organismus und somit zu einer Umweltbelastung der Zellen führt.

Da sich die Toxinablagerungen vor allem in der extrazellulären Matrix sehr stark niederschlagen, führen sie mit der Zeit zu einer Störung der Grundregulationen bis hin zu einer krankmachenden Regulationsstarre. Ferner kommt es durch abgelagerte Substanzen in der extrazellulären Matrix zu deren Verdichtung. Dadurch verschlechtert sich die Diffusion (Durchwanderung) von Sauerstoff und Nährstoffen zu den Zellen und somit die Versorgung der Zellen. In den Zellen selbst können eingedrungene Schwermetalle oder Toxine zusätzlich den Stoffwechsel und die Energiebildung erheblich stören. Sie stören aber nicht nur die Energiebildung in den Mitochondrien, sondern können sogar zu deren Untergang führen. Diese vielfältigen negativen Faktoren einer Schwermetall- und Toxinbelastung führen letztlich zu einer verminderten ATP-Produktion und damit zu einem Zellenergie-Defizit – was wiederum das Wiedererlangen oder den Erhalt der Gesundheit massiv beeinträchtigt. Ohne ausreichend ATP können regenerative Prozesse im Rahmen einer Genesung nicht regelgerecht ablaufen. Aus diesen Gründen gehören heute in der ganzheitlich-systembiologischen Medizin die Reduzierung der Toxinaufnahme und die effektive Entgiftung zu den Basistherapien in der Behandlung chronischer Krankheiten. Sie spielen somit auch bei der Behandlung des ME/CFS (LCS) eine große Rolle.

In der Praxis sollte zunächst auf eine verminderte Zufuhr von Toxinen geachtet werden. Die Toxinaufnahme in den Körper erfolgt im Wesentlichen über drei Oberflächen: über die Haut mit ca. 1,5 m^2, über die Lunge mit ca. 80 m^2 und über den Darm mit ca. 400 m^2. Wegen der erheblichen Schadstoffbelastung der Nahrung und wegen der Größe seiner Oberfläche gelangt in der Regel über die Schleimhaut des Darms der größte Anteil an toxischen Substanzen in den Körper, weshalb der Darm bei der Ausleitung ganz im Vordergrund steht.

Die Entgiftung von fettlöslichen Toxinen und Schwermetallen erfolgt vor allem in der Leber, die diese Substanzen mit der Galle in den Darm ausscheidet. Ein großer Teil der Gallensäuren – und mit ihnen auch die darin gelösten Schadstoffe – werden im Darm jedoch wieder rückresorbiert. Das bedeutet: Die Schadstoffe werden erneut aufgenommen und wieder zur Leber transportiert. Das Ausscheiden der Schadstoffe über die Galle und deren Rückresorption im Darm nennt man den enterohepatischen Kreislauf (Darm-Leber-Kreislauf). Für unseren Organismus war dieser Kreislauf ein ökonomisches Vorgehen, um die Gallensäuren immer wieder zu verwenden und somit die Nachproduktion gering zu halten. Solange der Mensch kaum Toxinen ausgesetzt war, war das ein sinnvoller Vorgang. Doch heute entsteht durch die Entgiftung über Leber und Galle und die erneute Aufnahme der Schadstoffe im Darm ein Teufelskreis, der durch entsprechende Maßnahmen in der Therapie wirksam unterbunden werden muss. Nur dadurch wird die Leber dauerhaft entlastet beziehungsweise werden die Schadstoffe ganz aus dem Körper ausgeschieden. In der Praxis hat sich hierzu die tägliche Einnahme von Zeolith-Pulver als sehr wirksam erwiesen. Hinzu kommt, dass das Zeolith-Pulver Ammoniak im Darm bindet und über den Stuhl ausleitet. Da Ammoniak ein sehr starkes Zellgift ist, wird es nach der Aufnahme aus dem Darm sofort in der Leber verstoffwechselt. Die Bindung des Ammoniaks an den Zeolith im Darm und die Ausscheidung über den Stuhl erspart der Leber dessen Entgiftung und wirkt sich dadurch sehr entlastend auf die Leber aus.

Als Zeolith bezeichnet man ein mikroporöses Tuffgestein, das in seinem Aufbau einem Schwamm ähnelt und eine enorme innere Oberfläche aufweist. Mittlerweile sind hunderte Arten von Natur-Zeolithen und tausende Arten künstlich hergestellter Zeolithe bekannt. In der Industrie werden sie zur Wasserreinigung, zur Geruchsbindung, zur Trennung von Substanzen usw. eingesetzt. In der Medizin sind zur Therapie jedoch nur ganz wenige Natur-Zeolithe wie der Klinoptilolith und der Mordenit zugelassen.

Die Natur-Zeolithe haben ein ähnliches Wirkprinzip wie die Heilerde aus der traditionellen europäischen Medizin. Aufgrund ihrer wesentlich größeren inneren und äußeren Oberfläche und besonderer Eigenschaften, die gleich noch beschrieben werden, können sie die Entgiftung deutlich besser bewerkstelligen.

Das Zeolith-Pulver wird in Wasser aufgelöst getrunken oder in Kapselform eingenommen. Aufgrund der Größe der Partikel erfolgt im Darm keinerlei Resorption von Zeolith-Partikeln und sie entfalten somit ihre Wirkung ausschließlich im Darm. Der Zeolith hat die Fähigkeit, effektiv Schwermetalle und Toxine zu binden, und wird mit ihnen zusammen über den Stuhl ausgeschieden. Dadurch wird der enterohepatische Kreislauf wirksam unterbrochen und in der Folge entsteht ein Konzentrationsgefälle zwischen dem Darm und dem umliegenden Gewebe. Nach dem osmotischen Fließgleichgewicht entsteht so ein Sog aus allen Geweben in Richtung Leber und Darm, was bedeutet: Der Organismus wird zunehmend entgiftet. Deshalb macht eine oft vorgeschlagene sogenannte Mobilisierung von Giften im Körper durch verschiedenste Therapeutika nur einen Sinn, wenn nach deren Ausscheidung über die Leber auch deren Bindung im Darm durch den Zeolith erfolgt. Nur dadurch werden sie endgültig aus dem Körper ausgeschieden.

Im Austausch gegen die Bindung von Schwermetallen und Toxinen im Darm gibt der Zeolith aus seinen Hohlräumen Magnesium, Kalium usw. ab und versorgt somit den Organismus mit wertvollen Mineralien. Zudem konnte in Studien nachgewiesen werden, dass der Zeolith die Regeneration der Darmschleimhaut bei entzündlichen Veränderungen fördert. Auch nach Antibiotika-Therapien, die in der heutigen Zeit sehr oft verordnet werden, kommt es zu negativen Veränderungen des Mikrobioms und der Darmschleimhaut, weshalb im Anschluss immer an die Einnahme von Zeolith gedacht werden sollte.

Wie bei allen medizinischen Produkten sollte auch beim Zeolith auf die Qualität geachtet werden. Entscheidende Faktoren sind die Sorte, der Mahlgrad und die Reinheit. Stimmen diese Kriterien, so erweist sich die Einnahme von Zeolith-Pulver als eine sehr wirksame Methode zur Entgiftung. Es hat keine nennenswerten Nebenwirkungen, ist vom Preis her günstig und kann problemlos zu Hause eingenommen werden. Eine Überdosierung ist praktisch nicht möglich, da das Zeolith-Pulver nur im Magen-Darm-Trakt verbleibt und über den Stuhl ausgeführt wird.

Ein weiterer Vorteil ist, dass man die Therapie mit Zeolith mit anderen naturheilkundlichen Methoden der Entgiftung wie zum

Beispiel mit der Einnahme von Chlorella (Süßwasseralge), von MSM (Methylsulfonylmethan) oder der Alpha-Liponsäure gut kombinieren kann. Damit kann die Entgiftung durch Einnahme von Zeolith weiter effektiv gesteigert werden.

In meiner praktischen Tätigkeit hat sich eine Entgiftung durch die Einnahme von Zeolith, z. B. Detoxsan oder Montilo von Heck-Biopharma, sehr bewährt. Weiterhin kann die Entgiftung unterstützt werden durch eine ausreichende Versorgung von orthomolekularen Substanzen und durch die Einnahme von Regulatessenzen, welche die notwendigen Bausteine und Kofaktoren für die Entgiftungsenzyme bereitstellen. Deshalb sollte zur Entgiftung auch immer ergänzend ein Ausgleich von Mangelzuständen an Mikronährstoffen erfolgen.

Orthomolekulare Therapie

Die orthomolekulare Medizin beschäftigt sich mit der Versorgung des Organismus mit Mikronährstoffen. Unter dem Begriff Mikronährstoffe werden Vitamine, Mineralstoffe, Spurenelemente und sekundäre Pflanzenstoffe zusammengefasst. Ihnen gemeinsam ist, dass der Körper sie nicht selbst herstellen kann. Diese Stoffe sind für den regelrechten Ablauf aller Stoffwechselprozesse und damit auch für die ATP-Produktion unverzichtbar. Bei einem Mangel an bestimmten Mikronährstoffen fahren die davon betroffenen Stoffwechselprozesse auf Sparflamme runter oder fallen ganz aus. Deshalb müssen sie in ausreichender Menge über die tägliche Nahrung zugeführt werden.

Bemerkenswert ist, dass ein Mangel an bestimmten Mikronährstoffen meist keine eindeutigen Symptome erzeugt. Mangelzustände an Mikronährstoffen rufen überwiegend recht unspezifische Symptome wie allgemeine Müdigkeit, rasche Erschöpfung, eine innere Unruhe usw. hervor. Die folgenden drei Beispiele zeigen mögliche Störungen der ATP-Bildung abhängig von der Mikronährstoffversorgung auf:

In den Mitochondrien kommt dem **L-Carnitin** eine Schlüsselrolle in der Energiebildung (ATP) zu. Diese Substanz kann der menschliche Organismus aus den Aminosäuren L-Lysin und L-Methionin normalerweise selbst aufbauen. Er benötigt jedoch dazu eine Reihe von Mikronährstoffen wie Vitamin B_6, Vitamin C, Niacin und Eisen als Kofaktoren. Ein Mangel an diesen Kofaktoren führt deshalb zu einer verminderten ATP-Produktion und somit je nach Schwere unweigerlich in eine chronische Müdigkeit und rasche Erschöpfung.

Auch das **Coenzym Q10** spielt eine wesentliche Rolle in der ATP-Produktion. Zu dessen Produktion sind ebenfalls Mikronährstoffe wie Folsäure, Vitamin B_2, B_3, B_{12} notwendig.

Für die Erhaltung und Funktionsfähigkeit der Mitochondrien ist zudem das stark antioxidativ wirkende **Glutathion** sehr bedeutsam. Es schützt die Zellen und vor allem die Mitochondrien vor der Zerstörung durch freie Radikale. Dieses Antioxidans wird vom Körper aus den beiden Aminosäuren Glutaminsäure und Cystein unter Mithilfe von Magnesium, Mangan, Selen und Zink als Kofaktoren hergestellt.

Diese drei Beispiele veranschaulichen die große Bedeutung der ausreichenden Versorgung mit Mikronährstoffen für die Stoffwechselprozesse in den Zellen und somit auch für deren Energiebildung.

Vitamine

▪ Vitamin-B-Gruppe

Die B-Vitamine sind eine Gruppe von Vitaminen. Die wichtigsten sind hier kurz aufgeführt:

Die Vitamine B_1, B_2, B_6, B_{12} und Folsäure zählen zu den neurotropen Vitaminen. Sie sind wasserlöslich und können deshalb kaum überdosiert werden.

B_1 (Thiamin) ist für das Einschleusen von Pyruvat in den Citrat-Zyklus und damit für den Energiestoffwechsel der Zellen und für die Bildung von Acetylcholin, Adrenalin und Serotonin zuständig. Ein Mangel tritt vor allem bei Diabetiker:innen, bei erhöhtem Alkoholkonsum und bei der Einnahme von Diuretika (Wassertabletten) auf. Die Dosierung beträgt meist 100 mg/Tag.

B_2 (Riboflavin) ist in den Mitochondrien an der ATP-Produktion beteiligt. Dosierung: 100 mg/Tag.

B_6 (Pyridoxin) reduziert Infektanfälligkeit und wird zur Behandlung einer Polyneuropathie (Nervenschädigung) eingesetzt.

B_{12} (Cyanocobalamin) ist ein Radikalenfänger, er schützt vor freien Radikalen und wird besonders bei akuten und chronischen Entzündungen eingesetzt. Dosierung: 1 mg/Tag.

Mangelzustände an den B-Vitaminen sollten bei ME/CFS (LCS)-Patient:innen diagnostiziert und behoben werden, da sie in der ATP-Produktion eine bedeutsame Rolle spielen.

■ Vitamin C

Vitamin C ist an vielen Stoffwechselprozessen der Zellen beteiligt. Meist ist die Zufuhr über die Nahrung heutzutage ausreichend. Bei einem erhöhten Bedarf ist es jedoch ratsam, Vitamin C zusätzlich einzunehmen. Bei einem sehr ausgeprägten längeren Mangel an Vitamin C kommt es zu dem bekannten Krankheitsbild des Skorbuts. Daran litten im Mittelalter vor allem die Seeleute durch die langen Aufenthalte auf den Weltmeeren, auf denen sie kein Obst und Gemüse verzehren konnten.

Vitamin C weist eine starke antioxidative Wirkung auf und schützt dadurch alle Zellbestandteile vor dem Angriff freier Radikale. Es ist aber auch für die Synthese von Kollagen im Bindegewebe, in der Haut, in den Knochen und Knorpel notwendig. Weiterhin fördert es die Eisenaufnahme im Darm und sichert auf diese Weise eine ausreichende Bildung roter Blutzellen (Erythrozyten). Auch für die Biosynthese von Carnitin und damit für einen entscheidenden Faktor in der Energiebildung der Zellen ist eine ausreichende Menge an Vitamin C notwendig.

Trotz der heutigen, doch relativ Vitamin-C-haltigen Ernährungsweise kann es immer noch zum Mangel kommen. Es ist erwiesen, dass zum Beispiel in chronischen Stressbelastungen mehr Vitamin C benötigt wird. Auch Raucher benötigen aufgrund der erheblichen Belastung mit freien Radikalen 50 Prozent mehr

Vitamin C als Nichtraucher. Nach Operationen oder nach Verletzungen kann die zusätzliche Einnahme von Vitamin C die Wundheilung beschleunigen.

Nach einer Virusinfektion geht man davon aus, dass bei vielen Patienten etwa die Hälfte des Vitamin-C-Bestandes verbraucht ist. Deshalb wird während und nach Virusinfekten (postviral) die Substitution von Vitamin C dringend empfohlen. Im Immunsystem ist Vitamin C für die Differenzierung (Spezialisierung) und Proliferierung (Nachbildung) von Abwehrzellen (B- und T-Lymphozyten) notwendig. Weiterhin fördert es die Bildung sowohl von Antikörpern als auch von Botenstoffen (Interferon) und unterstützt so die Abwehrvorgänge. Besonders in der akuten Phase einer Virusinfektion steigt der Verbrauch an Vitamin C rasch stark an.

Ein postvirales Defizit an Vitamin C führt zu unspezifischen Symptomen wie rasche Erschöpfung, Müdigkeit, Muskelschmerzen, depressiven Verstimmungen und einer erhöhten Infektanfälligkeit. Aus diesem Grund sollte die Vitamin-C-Substitution bei ME/CFS-Patienten in Erwägung gezogen werden.

Die Dosierungsempfehlungen gehen in der Medizin von 100 mg bis zu mehreren Gramm Vitamin C pro Tag sehr stark auseinander. Bei der Einnahme von Vitamin C in Form von Tabletten oder Pulver sollte die Tagesdosis auf mehrere Einzeldosen von etwa 200 bis 300 mg Vitamin C verteilt werden, da die Resorption (Aufnahme) durch die Transporter im Dünndarm begrenzt ist. Hohe Vitamin-C-Spiegel im Blut erzielt man nur durch Infusionen von ca. 7,5 bis 15 Gramm Vitamin C. Mit diesen Vitamin-C-Infusionen werden bis zu 10-fach höhere Blutspiegel von Vitamin C erreicht als durch die orale Aufnahme. Der Nutzen von intravenösen Injektionen von Vitamin C zur raschen Behebung eines Mangels ist in vielfachen Studien belegt. Eine Überdosierung bei wasserlöslichen Vitaminen – wie bei Vitamin C – ist in der Literatur nicht beschrieben. Der Körper scheidet bei übermäßiger Zufuhr die Menge an Vitamin C, die er nicht benötigt, einfach wieder aus.

In Nahrungsmitteln kommt viel Vitamin C in Zitrusfrüchten, Hagebutten, Johannisbeeren und Sanddorn oder in Gemüsen wie beispielsweise Paprika, Brokkoli, Kohlsorten und Kräutern vor.

Eine Diagnostik des Vitamin-C-Spiegels im Blut ist sehr aufwendig, nur in Spezialröhrchen möglich und wird deshalb praktisch nie durchgeführt.

■ Vitamin D

Über Vitamin D gibt es eine sehr große Anzahl an Studien, die seine vielfältigen positiven Wirkungen auf den menschlichen Organismus überzeugend belegen. Vitamin D ist im eigentlichen Sinne kein Vitamin, sondern ein Hormon. Es erhielt seinen Namen dadurch, dass seine chemische Formel nach den Vitaminen A, B und C entdeckt wurde. In der Reihenfolge kam jetzt eben das D.

Unter genügend Sonnenlicht kann der Mensch sein Vitamin D in ausreichender Menge selbst produzieren. Aber an der Sonnenstrahlung fehlt es oft in unseren Breitengraden. Vor allem im Winter ist sowohl die Intensität der Sonnenstrahlung als auch die bestrahlte Fläche des Körpers durch die Bekleidung zu gering. Es ist demnach ein Mangel an Sonnenlicht – speziell an dem UV-B-Anteil der Strahlung –, der für den weit verbreiteten Vitamin-D-Mangel in Deutschland verantwortlich ist. Gefährdet für einen Vitamin-D-Mangel sind vor allem Personen, die selten an die Sonne kommen oder diese meiden. Ferner Personen, die sich stets mit Sonnencreme (mit hohen Lichtschutzfaktoren) schützen oder sich überwiegend nur voll bekleidet im Freien aufhalten. Auch ältere Personen sind häufig betroffen – selbst, wenn sie viel draußen sind –, da bei ihnen sowohl die Produktion von Vitamin D in der Haut als auch die Resorption von Vitamin D im Darm vermindert ist. So besteht beim überwiegenden Teil der Bevölkerung in Deutschland im Winter und im Frühjahr nach zahlreichen Studien ein ausgeprägter Vitamin-D-Mangel.

Die Symptome eines Vitamin-D-Mangels sind recht unspezifisch, wie Leistungseinbußen, Müdigkeit, Stimmungstief, fibromyalgische Beschwerden, Osteoporose, Infektanfälligkeit,

Störungen der geistigen Leistungsfähigkeit usw. Mittlerweile wurde erkannt, dass alle Körperzellen Rezeptoren für Vitamin D besitzen und somit alle von Vitamin D beeinflusst werden. So ist es nicht verwunderlich, dass in den letzten Jahrzehnten zunehmend mehr Wirkweisen von Vitamin D auf unseren Organismus entdeckt wurden. Es ist nicht nur an vielfältigen Prozessen des Stoffwechsels, des Immunsystems und des Knochensystems beteiligt, es wurde auch nachgewiesen, dass Vitamin D zum Beispiel einen günstigen Einfluss auf den Verlauf von Krebserkrankungen aufweist, von Asthma, von der Alzheimer Erkrankung, von Autoimmunerkrankungen, von muskuloskelettalen Erkrankungen und auf Störungen der Wundheilung. Weiterhin haben Studien über den Verlauf einer akuten Covid-19-Infektion gezeigt, dass das Risiko für einen schweren Verlauf und damit für die Notwendigkeit einer intensivmedizinischen Versorgung bei einem normalen Vitamin-D-Spiegel um den Faktor 8- bis 12-mal verringert ist. Es gibt zahlreiche Ärzte und Wissenschaftler, die eindringlich auf diesen Sachverhalt hinweisen. Angesichts der nachgewiesenen Sicherheit einer Vitamin-D-Supplementation und der momentanen Studienlage ist die Forderung, zusätzliche Studien abzuwarten, bevor die Normalisierung des Vitamin-D-Spiegels offiziell empfohlen wird, nicht zu verstehen. Anders ausgedrückt: Warum sollte unser Körper Vitamin D täglich selbst produzieren, wenn er es nicht für seine Regulationsprozesse benötigen würde?

Für die Behandlung des ME/CFS (LCS) ist von großer Bedeutung, dass Vitamin D eine regulierende Wirkung auf das Immunsystem ausübt, die nicht nur in der akuten, sondern auch in der postviralen Phase dringend notwendig ist. Ist die akute Virusinfektion ausgestanden, können abgetötete Teile (Fragmente) des Virus in der extrazellulären Matrix immunologische Fehl- und Überreaktionen (Entzündungen) auslösen. Vitamin D hemmt proinflammatorische (proentzündliche) Zytokine (zum Beispiel IL-2, IL-17) und wirkt dadurch entzündungshemmend. Somit ist Vitamin D notwendig, um das Ausmaß von Entzündungen in

Schach zu halten und nach einer akuten Erkrankung die entzündlichen Prozesse wieder zurückzufahren. Dieser Sachverhalt ist auch für die ME/CFS (LCS)-Patienten enorm wichtig, da als Ursache dieser Erkrankung unter anderem auch anhaltende entzündliche Veränderungen angesehen werden. Weiterhin ist für ME/CFS (LCS)-Betroffene bedeutsam, dass Vitamin D eine wichtige Rolle in der mitochondrialen ATP-Produktion und in der Entgiftung des Körpers spielt.

Ein Mangel an Vitamin D kann recht einfach und kostengünstig durch eine Blutuntersuchung festgestellt werden und auf natürliche Weise durch ausreichend Sonnenlicht korrigiert werden. Über Nahrungsmittel wie etwa Milch, Eier, Fisch, Butter oder luftgetrocknete Pilze ist es nicht möglich, da in ihnen nur sehr wenig Vitamin D enthalten ist. Anders ist es bei der Leber: Wird sie gebraten, wird das in ihr enthaltene Vitamin D zerstört. Wird sie jedoch roh gegessen (Lebertran), ist sie ein guter (wenn auch ein aus ethischen Aspekten fragwürdiger) Vitamin-D-Lieferant.

In der Regel erfolgt die Behebung eines Defizits durch die Einnahmen von Vitamin D in Tablettenform mit unbedenklichen Dosierungen zwischen 2000 und 4000 Einheiten pro Tag. Am besten orientiert man sich bei der Dosierung nach dem Blutspiegel, der auf Werte im oberen Normbereich eingestellt werden sollte. Nach Beginn der Einnahme kontrolliert man in etwa drei Monaten erneut den Vitamin-D-Wert im Blut. Dadurch erkennt man, ob das Vitamin D ausreichend resorbiert (aufgenommen) wird oder ob man die Dosierung anpassen muss.

Bei der Einnahme ist zu beachten, dass das Vitamin D zu einem fett- oder ölhaltigen Essen eingenommen wird, da es fettlöslich ist und nur so gut über den Darm aufgenommen wird. Unsere Vorfahren gingen morgens ins Freie, hielten sich dort über 90 Prozent der Tageszeit auf und wurden vom Sonnenlicht bestrahlt. Sie bildeten tagsüber ihr Vitamin D, und abends waren ihre Speicher an Vitamin D gefüllt. Um diese Rhythmik nachzubilden, schlage ich meinen Patienten vor, ihre tägliche Dosis an Vitamin D zum Abendessen einzunehmen.

Das große Problem des weit verbreiteten Vitamin-D-Mangels in der Bevölkerung würde meines Erachtens wesentlich ernster genommen werden, wenn Vitamin D die korrektere Bezeichnung Hormon D erhalten hätte. Mit einem Hormonmangel will sicherlich niemand leben, und wenn es doch dazu kommt, so würde man sich rasch dessen Korrektur wünschen.

▪ Vitamin E

Vitamin E ist ein Sammelbegriff für die Gruppe der sogenannten Tokopherole. Sie sind starke Antioxidantien, die vor allem ungesättigte Fettsäuren, Zellmembranen, Hormone, Enzyme und auch andere Vitamine vor der Oxidation durch freie Radikale schützen. Auch hemmt Vitamin E das Zusammenkleben der Blutplättchen und wirkt vorbeugend gegen Thrombosen. Ferner gilt Vitamin E in der Dermatologie (Hauterkrankungen) als »Anti-Aging«-Vitamin, da es Enzyme hemmt, die Kollagen abbauen. Es wirkt einer Faltenbildung in der Haut entgegen. Zudem kommt es bei einem Vitamin-E-Mangel oft zu bräunlich gefärbten Altersflecken.

Bei einem Vitamin-E-Mangel treten Symptome wie verstärkte Nervosität, vermehrte Müdigkeit, Muskelschwäche, Nervenschäden, Infektanfälligkeit usw. auf. Da Vitamin E gut über die Nahrung aufgenommen werden kann, sind ausgeprägte Mangelerscheinungen an Vitamin E recht selten. Medikamente wie Abführmittel, bestimmte cholesterinsenkende Medikamente (Clofibrate), Krebsmedikamente (Zytostatika) oder Parkinsonmittel können jedoch zu einem Vitamin-E-Mangel führen.

Bei Verdacht auf einen selten vorkommenden Vitamin-E-Mangel empfiehlt sich dessen Bestimmung im Blut. Da Vitamin E fast nur über Pflanzen wie Getreide, Nüsse, Fenchel, Paprika und vor allem über pflanzliche Öle usw. aufgenommen wird, sollte man zum Ausgleich eines Mangels auf Präparate mit natürlichem Vitamin E achten. In dieser Form wird es besser resorbiert und zeigt eine effektivere Wirkung als synthetisches Vitamin E. Bis zu einer Dosierung von 800 mg pro Tag gilt Vitamin E als sicher und nebenwirkungsfrei. Bei Dosierungen über 3000 mg pro Tag wurden Nebenwirkungen wie muskuläre Schwächen und allgemeine Erschöpfung beobachtet.

Vitaminoide

■ Alpha-Liponsäure

Die Alpha-Liponsäure hat vielfältige Wirkweisen, die einem Vitamin entsprechen, weshalb sie für den Organismus absolut notwendig ist. Der Körper kann normalerweise die Alpha-Liponsäure selbst bilden.

Als Vitaminoid wird sie einerseits wegen den vitaminähnlichen Wirkungen bezeichnet und andererseits wegen der notwendigen Zufuhr bei einem Mangel, wenn der Körper sie nicht ausreichend produzieren kann. Sie ist ein sehr starkes Antioxidans, das in allen Geweben des Körpers wirkt, da sie sowohl wasserlöslich als auch fettlöslich ist. Sie schützt sehr effektiv die Zellmembranen und die Mitochondrien vor freien Radikalen und damit vor oxidativen Schäden. Weiterhin hemmt die Alpha-Liponsäure Entzündungen und bildet als natürlicher Chelatbildner mit Schwermetallen entsprechende Komplexe. Auf diese Weise können Schwermetalle aus dem Gewebe mobilisiert und aus dem Körper ausgeleitet werden. Die Alpha-Liponsäure regeneriert oxidierte (verbrauchte) Vitamine und Enzyme wie Vitamin C und E, Glutathion, NADH und Q10.

Alle Wirkungen von Alpha-Liponsäure weisen eine sehr enge Verknüpfung mit der ATP-Bildung auf, weshalb ihr Einsatz beim ME/CFS (LCS) dringend erwogen werden sollte. Alpha-Liponsäure wird in der Regel in einer Dosis 600–1200 mg oral täglich oder anfänglich auch als Infusionstherapie verordnet.

■ L-Carnitin

L-Carnitin ist ein entscheidender Faktor für die Energiebildung, da es die Einschleusung von langkettigen Fettsäuren in die Mitochondrien gewährleistet. Zum Beispiel beziehen die Herzmuskelzellen ihre Energie vor allem unter Mitwirkung von L-Carnitin aus der Verbrennung von langkettigen Fettsäuren. Gleichzeitig schleust es anfallende Abfallstoffe aus den Mitochondrien aus und steigert die Aktivität der Lymphozyten und der Fresszellen. Darüber hinaus hat es ebenfalls antioxidative Eigenschaften.

Zur Bildung von L-Carnitin im Organismus sind Vitamin C, Niacin und Eisen notwendig. Im Alter und bei Erkrankungen kann die Produktion eingeschränkt verlaufen, weshalb L-Carnitin ebenfalls als Vitaminoid bezeichnet wird. Durch die Bestimmung des L-Carnitin im Serum kann ein Mangel festgestellt und dann eine entsprechende Substitution eingeleitet werden.

■ Coenzym Q10

Coenzym Q10 spielt in den Mitochondrien beim Elektronentransport in der Atmungskette eine bedeutende Rolle. Coenzym Q10 ist essenziell für die ATP-Produktion. Es wird ebenfalls als Vitaminoid bezeichnet, da es der Körper unter Mithilfe der Kofaktoren Vitamin B_{12} und Folsäure selbst herstellen kann, es bei einem Mangel aber zugeführt werden muss.

Neben der wichtigen Funktion in der ATP-Produktion weist Coenzym Q10 auch antioxidative Eigenschaften auf, hilft in der Leber, Toxine zu entgiften, und stärkt das Immunsystem. Eine ausreichende körpereigene Produktion und Versorgung sind im Alter und bei der Einnahme von bestimmten Medikamenten wie zum Beispiel von Statinen, oft nicht gewährleistet. Vor allem aber wegen seiner Bedeutung für die ATP-Produktion muss es in der Therapie des ME/CFS (LCS) beachtet werden.

■ Glutathion

Glutathion ist ein bedeutendes wasserlösliches Antioxidans, das in der Leber aus den drei Aminosäuren Glutaminsäure, Glycin und Cystein gebildet wird. In der Nahrung ist es reichhaltig in Petersilie, Brokkoli, Spargel und Spinat enthalten. In den Zellen neutralisiert Glutathion freie Radikale und schützt auf diese Weise die Membranen der Zellen und die Mitochondrien vor oxidativen Schäden. Ferner ist es ein wichtiger Faktor für die

Entgiftungsprozesse der Leber, für die Steuerung der Teilungsprozesse der Zellen und für die Aufnahme von Aminosäuren (Eiweißbausteinen) in die Zelle.

Ein Mangel an Glutathion entsteht meist infolge von oxidativem Stress durch chronische Entzündungen, Belastungen mit Schwermetallen, Chemikalien, viralen Infekten usw. Durch ein Defizit an Glutathion kommt es zu Schädigungen der Mitochondrien durch freie Radikale. Der dadurch hervorgerufene ATP-Mangel führt zu einer raschen Erschöpfung und Müdigkeit.

In Tablettenform oxidiert Glutathion bereits im Blut vorhandene freie Radikale. Es wird dort schon verbraucht und kommt bei den Zellen kaum mehr in aktiver Form an. Ein weiterer Teil wird bereits im Darm zerlegt und dadurch inaktiviert. Deshalb wird Glutathion von erfahrenen Ärzt:innen mittels einer Infusion meist direkt in die Blutbahn gegeben. Von wesentlichen Nebenwirkungen wird bislang nicht berichtet.

Eine Vorläufersubstanz von Glutathion ist das S-Acetylcystein, das recht stabil ist und im Darm nicht zerstört wird. Es gibt einige Studien, nach denen die orale Einnahme von S-Acetylcystein den Glutathion-Spiegel deutlich erhöht. Dabei wird eine Dosierung von zweimal täglich 600 mg N-Acetylcystein empfohlen. Einige ME/CFS (LCS)-Patient:innen berichten von einer Linderung ihrer Symptome durch Glutathion-Infusionen und auch durch die Einnahme von N-Acetylcystein.

■ Ribose

Der Zuckerbaustein Ribose gehört nicht zu den Vitaminoiden, wird aber wegen seiner Bedeutung für die ATP-Produktion hier mitaufgeführt. Er ist ein Bestandteil des ATP. Ohne ausreichende Bereitstellung von Ribose ist die Produktion von ATP nicht möglich. Ribose wird in den Zellen relativ langsam aus Glukose gebildet. Die Neusynthese von ATP ist nach starker körperlicher Anstrengung oder nach Krankheiten durch diesen langsamen Prozess stark verzögert. In Studien konnte nachgewiesen werden, dass die Einnahme von Ribose die Erholungsphase nach körperlichen Anstrengungen verkürzt und zudem in der Folge zu einer verbesserten Leistungsfähigkeit führt. Vorgeschlagen wird eine Dosis von 3–5 Gramm pro Tag, für die bisher keine wesentlichen Nebenwirkungen bekannt sind.

Mineralstoffe

■ Magnesium

Magnesium ist das vierthäufigste Mineral im Körper des Menschen und spielt eine bedeutende Rolle im Kohlenhydrat-, Eiweiß- und Fettstoffwechsel. Es ist an über 300 enzymatischen Prozessen im Organismus beteiligt und vor allem auch ein wichtiger Kofaktor in der ATP-Produktion. Magnesium vermindert die Freisetzung von Stresshormonen und wird deshalb auch als »Salz der inneren Ruhe« bezeichnet.

Ein erhöhter Bedarf beziehungsweise ein Mangel an Magnesium besteht bei chronischem Stress, bei aktiven Sportlern, bei Erkrankungen wie Diabetes mellitus, chronisch-entzündlichen Darmerkrankungen, bei vermehrtem Alkoholkonsum, bei Medikamenteneinnahme wie Protonenpumpenhemmer, Wassertabletten, Chemotherapie, Laxantien usw. Im Alter kommt es häufig zu einem Magnesiummangel infolge einer verringerten Aufnahme im Darm. Ein Magnesiummangel bewirkt vielfältige Beschwerden wie Muskelkrämpfe, Verspannungen der Muskulatur, Müdigkeit, Depression, Nervosität, Konzentrationsstörungen, Kopfschmerzen oder auch Schlafstörungen.

Im Körper befindet sich Magnesium zu 95 Prozent in den Zellen und zu fünf Prozent in der extrazellulären Matrix und im Blut. Weniger als ein Prozent des gesamten Magnesiums unseres Organismus befindet sich im Blut und wird dort bei einem Mangel laufend aus Depots wie zum Beispiel Knochen (aus dem Mineralgerüst der Knochen) oder Muskulatur (aus den Muskelzellen) nachgeliefert. Die üblichen Messungen im Blut haben deshalb nur eine eingeschränkte Aussagekraft. Ein Mangel an Magnesium im Blut zeigt in jedem Fall aber an, dass in den Depots die Speicher nahezu erschöpft sind. Deshalb stellt bereits ein Magnesiumwert im unteren Normbereich im Blut ein deutliches Alarmsignal für einen Magnesiummangel dar.

Nüsse, Gemüse und Getreideprodukte sind Nahrungsmittel mit relativ viel Magnesium. Organisches Magnesium (an Aminosäuren gebunden) wird durch seine gute Wasserlöslichkeit im Vergleich zu anorganischem Magnesium (an andere Mineralien gebunden) besonders leicht aufgenommen. Die empfohlene Zufuhr beträgt etwa 250 mg bis 350 mg pro Tag.

▪ Zink

Zink ist nach Eisen das zweithäufigste Spurenelement im Körper und befindet sich nahezu vollständig innerhalb der Zellen. Seine bedeutsame Wirkungsbreite erkennt man an der Tatsache, dass es Bestandteil von etwa 300 Enzymen ist. Zink hat also eine sehr große Bedeutung für das Immunsystem, die Zellneubildung, die Zellenergiebildung, den Zucker-, Eiweiß- und Fettstoffwechsel, die Wundheilung, die Entgiftung usw. Ebenso ist die Produktion von Hormonen wie Insulin, Schilddrüsen-, Sexual- und Wachstumshormonen von ausreichend Zink abhängig.

Symptome eines Zink-Mangels sind dementsprechend sehr vielfältig. Unter anderem kommt es zu einem Leistungsabfall, zu chronischer Müdigkeit, Kraftlosigkeit, Konzentrationsstörungen, Infektanfälligkeit oder Depressionen. Recht frühe Symptome sind oft Haarausfall und weiße Flecken auf den Fingernägeln.

Zink aus tierischen Produkten ist für den Körper besser verwertbar. Bei einigen zinkreichen Pflanzen und Nüssen hingegen behindern Zusatzstoffe wie Phytinsäure und Oxalsäure die Zinkaufnahme. Deshalb sollten Vegetarier:innen und Veganer:innen besonders auf einen eventuellen Zinkmangel untersucht werden. Ein Zinkmangel lässt sich durch die Zinkbestimmung im Blut (Serum) feststellen. Eine Substitution von Zink sollte durch entsprechende Laborkontrollen überprüft werden.

■ Selen

Infolge sehr selenarmer Böden kam es in China durch einen weit verbreiteten Selen-Mangel zu der sogenannten Keshan-Krankheit. Diese ist eine besondere Herzmuskelerkrankung (Kardiomyopathie), die vor allem mit einer Herzschwäche einhergeht. Erst vor knapp 50 Jahren wurde entdeckt, dass ein Selenmangel die Ursache dieser Erkrankung ist. In Deutschland weisen die Böden zwar deutlich mehr Selen auf als in China, trotzdem gehört es zu den eher selenarmen Gegenden. Aus diesem Grunde muss in Deutschland bei der Bevölkerung ebenfalls oft ein Selenmangel mit entsprechenden negativen gesundheitlichen Auswirkungen in Betracht gezogen werden.

Selen ist Bestandteil der Glutathionperoxidase, eines der wichtigsten antioxidativen Enzyme, das die Zellen vor oxidativen Schäden schützt. Zusätzlich wird Selen zum Aufbau der Schilddrüsenhormone benötigt. Ohne Selen läuft der gesamte Stoffwechsel auf Sparflamme. Mit einem Selenmangel werden unter anderem auch eine Immunschwäche, Krebs, Erkrankung der Herzkranzgefäße, Rheuma, Autoimmunerkrankungen in Verbindung gebracht.

Durch die moderne Ernährung mit ihren vielen Weißmehlprodukten kann ein Mangel an Selen erheblich verstärkt werden. Weißbrot beinhaltet zum Beispiel nur die Hälfte des Selengehalts im Vergleich zu einem Vollkornbrot. Reichlich vorhanden ist Selen in Nahrungsmitteln wie Fleisch, Vollkornprodukten, Eiern, Knoblauch, Paranüssen, Hefe und Meeresfrüchten. Der Selen-Wert wird im Blut bestimmt. Bei einem Mangel an Selen sollte die Substitution von Selen immer unter Laborkontrolle in gewissen Abständen durchgeführt werden, um eine Überdosierung zu vermeiden.

■ Mangan

Mangan ist Bestandteil von verschiedenen Enzymen und einigen Antioxidantien im Körper. Weiterhin ist Mangan an der Bildung von Bindegewebsstrukturen und an der Produktion von Insulin beteiligt. Auch für die Energiebildung in den Mitochondrien ist Mangan notwendig und schützt gleichzeitig die Membranen (Wände) der Mitochondrien vor einer oxidativen Schädigung. Deshalb kann ein Mangan-Mangel die ATP-Produktion in den Zellen stark behindern.

Mangan kommt überwiegend in pflanzlichen Nahrungsmitteln wie Getreide, Hülsenfrüchten, Nüssen, Karotten, Rote Bete oder in Obst wie Heidelbeeren, Himbeeren, Bananen und in Schwarztee vor. Der tägliche Bedarf wird nach der Deutschen Gesellschaft für Ernährung (DGE) zwischen 2 und 5 mg angegeben. Die tägliche Aufnahme wird in Deutschland auf ca. 2,5 mg Mangan pro Tag geschätzt, sodass ein Mangel sehr selten auftritt. Er kommt fast nur bei chronischem Alkoholkonsum vor oder bei einer Ernährungsweise, die viel schnell resorbierbare Zucker beinhaltet. Seine Symptome sind unter anderem Muskelschwäche, chronische Müdigkeit, Unruhe und parkinsonähnliche neurologische Symptome.

▪ Omega-3-Fettsäuren

Lebensnotwendige Fettsäuren, zu denen die Omega-3-Fettsäuren und die Omega-6-Fettsäuren gehören, sind essenzielle Fettsäuren. Das bedeutet, unser Körper kann sie nicht selbst produzieren, sie müssen folglich über die Nahrung zugeführt werden. Aus diesem Grund nannte man diese Fettsäuren früher Vitamin F. Fehlt dieses Vitamin F in einem größeren Maß, so bekommt der oder die Betroffene – wie bei jedem anderen Vitaminmangel auch – zunächst unterschiedlichste Beschwerden und wird mit der Zeit krank.

Betroffen von dieser Problematik ist vor allem auch das Entzündungsgeschehen im Körper. Während aus Omega-6-Fettsäuren entzündungsfördernde Botenstoffe gebildet werden, sind die Omega-3-Fettsäuren Ausgangsstoffe für entzündungshemmende Botenstoffe. Neben einer ausreichenden Zufuhr der beiden Fettsäuren spielt demnach vor allem deren Verhältnis zueinander eine entscheidende Rolle. Durch die heute vorherrschenden Essgewohnheiten mit übermäßigem Verzehr von Fleisch- und Wurstwaren ist die Zufuhr von Omega-6-Fettsäuren jedoch sehr hoch. Dagegen ist die Zufuhr von Omega-3-Fettsäuren infolge eines meist geringen Verzehrs von Fischen und Meeresfrüchten niedrig, weshalb die meisten Menschen an einem Mangel an Omega-3-Fettsäuren leiden. Durch diesen Mangel an Omega-3-Fettsäuren entsteht im Verhältnis der beiden Fettsäuren ein Ungleichgewicht – mit dem Ergebnis, dass im Körper die entzündungsfördernden Botenstoffe überwiegen.

Die biologische Bedeutung der Omega-3-Fettsäuren ergibt sich aus der Tatsache, dass jede Zelle diese Fettsäuren – vor allem die besonders wichtigen Omega-3-Fettsäuren EPA (Eicosapentaensäure) und DHA (Docosahexaensäure) – in ihre Zellwand einbaut. Jede Zelle benötigt für eine intakte Zellwand und damit für die wichtigen Funktionen der Zellwand, auch für die Zellgesundheit, eine ausreichende Versorgung mit Omega-3-Fettsäuren. Ist diese nicht gewährleistet, so werden zum Beispiel in den Herzmuskelzellen beim Fehlen von Omega-3-Fettsäuren vermehrt Omega-6-Fettsäuren in die Membran der Herzmuskelzellen eingebaut, wodurch das Risiko für Herzrhythmusstörungen deutlich erhöht wird. Deshalb werden Omega-3-Fettsäuren neben Magnesium zur Therapie von Herzrhythmusstörungen verordnet. Weitere bekannte positive Wirkungen der Omega-3-Fettsäuren sind: Verbesserung von Depressionen, ADHS, Gedächtnisstörungen, entzündlichen Darmerkrankungen oder Asthma.

Aber nicht nur die Qualität der Zellwände hängt von den Omega-3-Fettsäuren ab, sondern auch die Produktion von verschiedenen Gewebshormonen und deren Zusammenspiel in unserem Organismus. Aus den Omega-3- und Omega-6-Fettsäuren werden unterschiedliche Botenstoffe gebildet wie zum Beispiel verschiedene Prostaglandine, Thromboxane und Leukotriene. Diese greifen unter anderem wesentlich in die Entzündungs- und in die Gerinnungsvorgänge ein.

Bestimmte Botenstoffe, die aus Omega-3-Fettsäuren gebildet werden, dämmen Entzündungen ein und wirken somit antientzündlich. Mit speziellen Laboruntersuchungen können Mangelzustände aufgedeckt werden. Diese sollten in jedem Fall behoben werden. Gerade bei allen entzündlichen Erkrankungen wie zum Beispiel bei Rheuma, Arthrose, Multipler Sklerose, Morbus Crohn, Colitis ulcerosa oder auch Asthma muss für eine ausreichende Versorgung mit Omega-3-Fettsäuren gesorgt werden. Damit nicht jeder kleine Reiz rasch zu einer größeren Entzündung führt, ist auch für gesunde Personen eine gute Versorgung mit diesen Omega-3-Fettsäuren bedeutsam.

Andere Botenstoffe, die aus Omega-3-Fettsäuren gebildet werden, hemmen die Gerinnung des Blutes. Durch eine ausreichende Versorgung mit Omega-3-Fettsäuren kann die Gefahr einer Thrombosebildung deshalb deutlich verringert werden.

Die Botenstoffe aus den Omega-6-Fettsäuren sind »Gegenspieler« der Botenstoffe aus Omega-3-Fettsäuren. Sie fördern sowohl Entzündungs- als auch Gerinnungsvorgänge. Diese Vorgänge sind im Krankheitsfall, wie zum Beispiel bei einer Covid-19-Infektion, für die Arbeit des Immunsystems absolut notwendig, denn die Entzündung unterstützt die Bekämpfung der Viren.

Für einen gesunden Organismus werden also beide »Spieler« benötigt, jedoch darf keiner in diesem »Spiel« überwiegen. Oder anders: Ihr Verhältnis zueinander ist der Schlüssel. Entscheidend ist also nicht nur eine ausreichende Zufuhr von Omega-3-Fettsäuren, sondern auch ein ausgewogenes Verhältnis von Omega-3- zu Omega-6-Fettsäuren im Körper.

Dieses bedeutende Verhältnis lässt sich durch eine Laboruntersuchung (Fettsäureprofil) bestimmen. Bei den meisten Patient:innen weist es heute eine deutliche Schieflage zugunsten der Omega-6-Fettsäuren auf. Bei unseren Vorfahren hingegen betrug das Verhältnis von Omega-6- zu Omega-3-Fettsäuren noch etwa 2:1. Nach Untersuchungen in der deutschen Bevölkerung beträgt dieses Verhältnis heute etwa 10:1 bis 20:1. Das bedeutet: Für die meisten Menschen besteht heute eine erhöhte Entzündungsbereitschaft, eine verstärkte Neigung zur Thrombose, erhöhte Gefahr von Herzrhythmusstörungen.

Der Tagesbedarf an den beiden wichtigsten Omega-3-Fettsäuren – der EPA (Eicosapentaensäure) und der DHA (Docosahexaensäure) – liegt im Durchschnitt bei etwa zwei Gramm. Die tatsächliche Aufnahme beträgt zurzeit aber pro Tag und pro Person nur etwa 0,15 bis 0,25 Gramm. Das ist der Grund, weshalb die Unterversorgung an Omega-3-Fettsäuren große Teile der Bevölkerung betrifft und ein relevantes, weit verbreitetes gesundheitliches Problem darstellt.

Mit pflanzlichen Ölen, die reichlich Omega-3-Fettsäuren enthalten, lässt sich das Problem jedoch nicht lösen. Zum Beispiel enthält Leinöl viel Alpha-Linolensäure – eine Omega-3-Fettsäure –, die jedoch vom menschlichen Organismus nur in einem ganz geringen Maß in EPA und DHA umgewandelt werden kann. Aus diesem Grunde ist der Mensch auf eine ausreichende Zufuhr von Omega-3-Fettsäuren aus maritimem Ursprung – also aus Algen, Fischen und Meeresfrüchten – angewiesen. Einen Mangel an diesen maritimen Omega-3-Fettsäuren gilt es dringend durch qualitativ gute Präparate zu beheben, wobei die Tagesdosis bei etwa zwei Gramm pro Tag liegen sollte. Gleichzeitig sollte eine Zufuhr von Omega-6-Fettsäuren durch Lebensmittel mit viel Omega-6-Fettsäuren wie zum Beispiel Fleisch, Wurst, Milch, und pflanzlichen Öle wie Sonnenblumenöl und Margarine drastisch reduziert werden.

Eine Unterversorgung mit maritimen Omega-3-Fettsäuren ergibt sowohl bei akuten Virusinfekten als auch bei der postviralen Ausheilung erhebliche Probleme. Die ursprünglich notwendige Entzündungsreaktion gestaltet sich dadurch heftig – sie schießt über – und ebbt im Verlauf nicht mehr ab. Verstärkte entzündliche Prozesse spielen beim ME/CFS (LCS) also eine bedeutsame Rolle, weshalb bei den Betroffenen das Verhältnis von Omega-6-Fettsäuren zu Omega-3-Fettsäuren dringend untersucht und bei einem Ungleichgewicht ausgeglichen werden sollte.

▪ Curcumin

Curcumin (Kurkuma, Gelbwurz) ist ein Ingwergewächs, in deren Knollen sich sehr wertvolle Inhaltsstoffe wie zum Beispiel Vitamin A, B_1, B_2, B_3, B_6, C und E befinden. Weiterhin enthält die Knolle Mineralien und Substanzen wie Zink, Selen, Mangan, Folsäure und Cholin. In der medizinischen Praxis wird Curcumin bereits seit längerer Zeit mit Erfolg zur Dämpfung entzündlicher Vorgänge wie Rheuma, degenerative Arthrose, Sehnenentzündungen, entzündlichen Darmerkrankungen, Krebs oder Alzheimer eingesetzt.

Neben der sehr potenten entzündungshemmenden Wirkung des Curcumins ist dessen zusätzliche Versorgung mit Mikronährstoffen für die Therapie des ME/CFS (LCS) sehr interessant. Durch deren antioxidative Wirkung wird der Schutz der Zellen und der Mitochondrien vor dem Angriff freier Radikale erhöht.

Curcumin wird als Pulver aus den Knollen gewonnen und in Kapseln verpackt. Zur vollständigen Resorption der Inhaltsstoffe sollte es zu einer Mahlzeit mit etwas Fett eingenommen werden. Curcumin wird oft mit Boswelliasäuren und Resveratrol kombiniert, um die antientzündliche Wirkung zu verstärken.

▪ Quercetin

Quercetin gehört zu den sekundären Pflanzenstoffen und hier zur Gruppe der Flavonoide, die in unserem Organismus viele positive biologische Funktionen ausüben. So wirkt Quercetin antioxidativ (Bindung freier Radikale), entzündungshemmend (hemmt Bildung von entzündungsfördernden Botenstoffen), antiallergisch und antiviral. Es stabilisiert die Zellmembranen von Mastzellen, die dadurch weniger Histamin und andere entzündungsfördernde Botenstoffe ausschütten. Darin liegt unter anderem seine antiallergische und antientzündliche Wirkung begründet.

Quercetin kommt besonders in pflanzlichen Produkten wie Kapern, Liebstöckel, Zwiebeln, Äpfeln, roten Trauben, Brokkoli und Kirschen vor. Quercetin ist frei verkäuflich und wird mit einer Dosierung von 250–500 mg täglich eingenommen. Bei einer Dosis über 1 g pro Tag wird als Nebenwirkung von Kopfschmerzen oder Nierenschäden berichtet.

Breite Grundversorgung anstreben: vielfältige und seltene Mikronährstoffe

Bei den oben aufgeführten orthomolekularen Substanzen handelt es sich um die bekanntesten und sehr bedeutenden Mikronährstoffe. Die Palette der gesamten Mikronährstoffe ist jedoch viel breiter, ja, einige sind bis heute noch gar nicht entdeckt. Laufend werden immer wieder neue Erkenntnisse über die Bedeutung und die Vielzahl der Mikronährstoffe – Vitamine, Mineralien, Spurenelemente, sekundäre Pflanzenstoffe, bestimmte Fettsäuren und Aminosäuren – gewonnen. Alle Mikronährstoffe sind essenziell, das bedeutet, der Körper kann sie nicht selbst produzieren, weshalb sie ihm von außen zugeführt werden müssen. In den Zellen werden die Mikronährstoffe vor allem für den Aufbau von Enzymen und als Kofaktoren für deren Funktion benötigt. Fehlen einzelne Mikronährstoffe, so können mitunter wichtige Stoffwechselprozesse verlangsamt oder ganz blockiert werden.

Ein Mikronährstoffdefizit im Körper kann viele Ursachen haben. Die wesentlichen sind:

- Die Massenproduktion von Pflanzen auf zum Teil ausgelaugten Böden.
- Veränderte Ernährungsgewohnheiten hin zu vielen Nahrungsmitteln mit leeren Kalorien wie Zucker und Weißmehlprodukte.
- Lange Transporte und Lagerung der Nahrungsmittel.
- Denaturierung der Nahrungsmittel durch industrialisierte und häusliche Verarbeitung.
- Medikamente als Mikronährstoffräuber.
- Chronischer Stress und schwere Erkrankungen mit einem erhöhten Bedarf an Mikronährstoffen.

Unter den Mikronährstoffen gibt es einige, die durch entsprechende Laboranalysen gut untersucht werden können, wie zum Beispiel Zink, Selen, Magnesium, Vitamin D, Vitamin E, spezielle Omega-3-Fettsäuren (EPA und DHA). Diese sollten bei Verdacht auf ein mögliches Defizit kontrolliert und bei einem Mangel substituiert werden. Bei der immensen Vielzahl der gesamten Mikronährstoffe können jedoch nicht alle im Labor erfasst werden, weshalb es bei einigen Patient:innen durchaus auch nicht feststellbare Defizite geben kann. Deshalb ist eine kurmäßig – ca. zweimal im Jahr über mindestens zwei bis drei Monate – breite Zufuhr dieser lebenswichtigen Biofaktoren (Lebensfaktoren) durchaus angezeigt. Das ist auch deshalb sinnvoll, da bei der heutigen Nahrungsmittelproduktion und Ernährungsweise berechtigte Zweifel bestehen, ob eine breite Grundversorgung mit Mikronährstoffen noch gewährleistet ist.

Eine recht breite Versorgung mit Vitaminen, Mineralien, Spurenelementen und sekundären Pflanzenstoffen bieten zum Beispiel die Regulatessenzen von Niedermaier Pharma. Zu deren Herstellung werden 14 verschiedene Obstsorten, Gemüsearten und Nüsse aus biologischem Anbau durch die Zugabe von unterschiedlichen Milchsäurebakterien (Laktobazillen) in mehreren Stufen fermentiert. Die einzelnen Fermentationsschritte sind vergleichbar mit der Herstellung von Sauerkraut oder Joghurt. Durch die patentierte mehrstufige Vergärung werden aus den hochwertigen pflanzlichen Zutaten die einzelnen Aminosäuren, Oligopeptide, Polyphenole, Flavonoide, Vitamine, Mineralien und Spurenelementen herausgelöst und bis auf die bioverfügbare Molekülgröße aufgeschlüsselt. In dem finalen Produkt – der Regulatessenz – finden sich 50 000 sekundäre Pflanzenstoffe, Mineralien, Spurenelemente, Aminosäuren, Metabolite usw., die von den Zellen als Bausteine für die Herstellung der Enzyme benutzt werden. Weiterhin sind sie als Kofaktoren für viele chemischen Reaktionen (Stoffwechselprozesse) notwendig. Durch die Optimierung der Enzymausstattung kann der Stoffwechsel im Organismus wieder besser reguliert werden – was auch im Namen Regulatessenz enthalten ist, mit dem diese fermentierten Produkte bezeichnet werden.

Neben der Mikronährstoffversorgung beinhalten die Regulatessenzen zusätzlich die für den Darm und für die Entsäuerung des Organismus vorteilhafte rechtsdrehende Milchsäure (s. auch ab S. 154 ff.). Bei der Vergärung werden Milchsäurebakterien lysiert (aufgelöst). Die Fragmente aus den abgestorbenen unterschiedlichen Milchsäurebakterien haben einen positiven Einfluss auf das Immunsystem und auf das Darmmilieu.

Weiterhin ist an den Regulatessenzen interessant, dass sie bedeutsame Metabolite enthalten, die bei der Fermentierung entstehen. Metabolite sind Substanzen, wie zum Beispiel Enzyme oder Botenstoffe, die als Zwischenstufen oder als Abbauprodukte von Stoffwechselprozessen entstehen und selbst wiederum aktiv regulierend (normalisierend) in das Stoffwechselgeschehen eingreifen: Die Vergärung von Substraten durch Milchsäurebakterien findet im Körper des Menschen fast ausschließlich im Dickdarm statt. Dort dienen die dabei entstehenden Metabolite in erster Linie den Darmbakterien, da sie im Dickdarm nicht resorbiert und somit nicht im Organismus verteilt werden können. In der Kaskadenfermentation werden in gleicher Weise wie im Dickdarm bei der Vergärung von Substraten entsprechende Metabolite gebildet. Diese befinden sich in der Regulatessenz und gelangen mit ihr in den Dünndarm, wo sie leicht resorbiert und damit in den Organismus aufgenommen und verwertet werden können.

Infolge der fermentativen Aufschlüsselung der Nahrungsmittel außerhalb des Körpers verlieren die Zutaten ihr allergisierendes Potenzial. Somit sind die Regulatessenzen für Allergiker geeignet und beinhalten außerdem keine Fruktose, keine Laktose und kein Gluten.

In Studien konnte eine deutlich bessere Aufnahme (Resorption) der Mikronährstoffe aus den Regulatessenzen im Dünndarm nachgewiesen werden. Die Resorption der Vitamine, Mineralien und Spurenelementen war im Vergleich zu denen aus frischen Nahrungsmitteln um bis zu 300 Prozent erhöht. Es wird vermutet, dass bestimmte Substanzen in den Regulatessenz als Carrier (Transporter) bei der Resorption dieser essenziellen Stoffe fungieren.

Mit der breiten Palette an Mikronährstoffen aus den Regulatessenzen werden zunächst die Endothelzellen des Darmes und danach die gesamten Körperzellen mit einem breiten Sortiment an hochwertigen Bausteinen (Mikronährstoffen) versorgt. Damit lassen sich die heutzutage häufigen Defizite an Mikronährstoffen in der Ernährung sehr gut ausgleichen. Im Stoffwechsel kommt ihnen die Funktion von Biokatalysatoren (Beschleuniger von chemischen Reaktionen) zu, ohne deren Beteiligung viele chemische Reaktionen nicht regelhaft und bedarfsgerecht stattfinden können. Letztlich stellen die Endprodukte der Fermentation den Körperzellen die wichtigen Komponenten zur Verfügung, die sie benötigen, um ausreichend antioxidativ, entgiftend, entzündungshemmend und antiallergisch wirken zu können. Eine ausreichende und breite Zufuhr von Mikronährstoffen – wie zum Beispiel mit den Regulatessenzen – ist heute nach meiner Erfahrung absolut notwendig und sollte konsequent immer wieder vorgenommen werden.

Enzyme

In früheren Abhandlungen wurden Enzyme meist als Fermente bezeichnet. Ihre Funktion ist die Aktivierung von biochemischen Prozessen, deren Beschleunigung und deren Steuerung. Zur Steuerung der Stoffwechselprozesse in den Zellen werden vielfältige Enzyme benötigt. Mittlerweile sind beim Menschen über 3000 unterschiedliche Enzyme identifiziert. Nahezu alle Enzyme sind aus Aminosäuren aufgebaut und sind deshalb Eiweiße.

Am besten bekannt sind die Verdauungsenzyme, die unsere Nahrung im Magen-Darm-Trakt aufspalten. Erst durch sie kann die Nahrung in ihre kleinsten Bestandteile zerlegt und über die Darmwand resorbiert werden. Je nach ihrer Funktion unterscheidet man: Proteasen (Eiweiß spaltende Enzyme), Lipasen (Fett spaltende Enzyme) und Glykosidasen (Zucker spaltende Enzyme).

Ohne sie könnten wir zwar essen, aber nicht verdauen und damit die Nahrung nicht aufnehmen.

Für den Zellstoffwechsel haben die Enzyme ebenfalls eine enorme Bedeutung. In jeder Zelle laufen ca. 100 000 biochemische Reaktionen pro Sekunde ab, die erst durch ca. 3000 Enzyme ermöglicht werden. Rein theoretisch könnten alle biochemischen Reaktionen auch ohne Enzyme ablaufen, allerdings nur extrem langsam. Enzyme beschleunigen die biochemischen Reaktionen in der Zelle um den Faktor 100-Millionen – zum Teil noch mehr. Zur Veranschaulichung: Was sich normalerweise in der Zelle über Wochen abspielen würde, läuft dank der Enzyme in Millisekunden ab.

Bestimmte Enzyme – wie Bromelain, Papain und Trypsin – werden zur Bekämpfung von Entzündungen verordnet. Sie besitzen die Fähigkeit, entzündungsfördernde Eiweiße abzubauen. Deshalb empfiehlt sich deren Einsatz bei ME/CFS-Patienten, wenn sich bei ihnen im Labor erhöhte Entzündungsparameter zeigen. Im gesunden Organismus herrscht ein Gleichgewicht im Auf- und Abbau der Zytokine (Zellbotenstoffe). Ein Überangebot von proentzündlichen Zytokinen kann Krankheiten auslösen. Wissenschaftliche Studien haben gezeigt, dass oral zugeführte Enzyme wie Bromelain, Papain und Trypsin vermehrt Entzündungseiweiße abbauen. Diese Enzyme binden im Blut an das Molekül Alpha-2-Makroglobulin und führen es in seine aktive Form über. Das aktivierte Alpha-2-Makroglobulin bindet irreversibel überschüssige, entzündungsfördernde Botenstoffe (Zytokine) und führt sie dem Abbau zu. Somit wird das Verhältnis zwischen den entzündungsfördernden und den entzündungshemmenden Zytokinen regulatorisch auf die Seite der Entzündungshemmung verschoben. Durch diese immunmodulatorische und antiinflammatorische Wirkung können akute und besonders auch chronische Entzündungen effektiv behandelt werden. Wegen dieser Wirkung setzt man die Enzyme (Bromelain, Papain und Trypsin) auch bei einer postviralen Überaktivierung des Immunsystems wie zum Beispiel nach einer Covid-19-Infektion ein.

Auch andere Eiweiße wie das Fibrin (ein Eiweiß, das die Wunden verschließt) sowie Eiweißfragmente aus untergegangenen Zellen werden durch Bromelain, Papain und Trypsin schneller abgebaut und abtransportiert. Bei Krankheiten, bei denen entzündliche Prozesse eine große Rolle spielen, stellt die Therapie mit diesen Enzymen eine wirksame und gleichzeitig nebenwirkungsarme Therapieoption dar. Die dünndarmlöslichen Kapseln wie zum Beispiel Therazym Köhler sollten etwa 30 Minuten vor dem Essen eigenommen werden.

Säure-Basen-Regulation

Der Begriff latente Azidose wird in der universitären Medizin meist als unwissenschaftlich und damit für die Praxis als nicht brauchbar dargestellt. In der Naturheilkunde dagegen ist die latente Azidose ein zentrales Thema. Dies erzeugt kontroverse Diskussionen und verunsichert nicht nur die Ärzt:innen, sondern letztlich auch die Patient:innen.

Unter einer Übersäuerung versteht man in der universitären Medizin bisher in der Regel nur eine Übersäuerung des Blutes. Das ist der Tatsache geschuldet, dass der pH-Wert (Säure-Basen-Status) nur im Blut exakt messbar ist. Der Säure-Basen-Status wird fast ausschließlich bei Patienten auf der Intensivstation im Blut gemessen. Weitere Verteilungsräume im Körper – wie die extrazelluläre Matrix oder das intrazelluläre Milieu (in den Zellen) – werden bisher nicht berücksichtigt. Die Diagnostik dafür ist sehr schwierig, sehr aufwändig und steht in der Praxis nicht zur Verfügung. Das führt in der universitären Medizin zur weit verbreiteten Einstellung: »Was nicht zu messen ist, gibt es nicht.« Diese Einstellung ist aber auf Dauer nicht zu verantworten.

Der pH-Wert ist das Maß für die freien Wasserstoffionen in einer Flüssigkeit. Die pH-Skala geht von eins bis vierzehn. Ein pH von 1 ist extrem sauer, bei 7 neutral, leicht basisch bei 10, bis schließlich bei 14 extrem basisch. Der pH-Wert im Blut bewegt sich in einem sehr schmalen, leicht basischen Bereich von ca. 7,34 bis 7,45. Abweichende Werte darunter oder darüber sind mit dem Leben nicht vereinbar. Alle anfallenden Säuren im Körper müssen deshalb rasch über Lunge, Darm, Niere und Haut ausgeschieden werden.

Werden mehr Säuren von außen zugeführt oder im Körper gebildet als ausgeschieden werden können, so kommt es zu einer latenten Azidose. Überschüssige Säuren werden dann vor allem in der extrazellulären Matrix als Zwischendepot abgelagert, weshalb sie auch in erster Linie dort negative Veränderungen hervorrufen. Anstelle von Wassermolekülen befinden sich bei einer latenten Azidose in der extrazellulären Matrix vermehrt Protonen (Wasserstoffionen) im Netzwerk der Zuckereiweiße. Das führt zu mehr gelartigen Zuständen (Verdichtungen) und damit zu Störungen der vier Grundregulationen, die für die Genesung so wichtig sind.

Auf den pH-Wert in der extrazellulären Matrix kann in der Praxis jedoch nur indirekt geschlossen werden. Manchmal wird die einmalige Messung im Urin und im Speichel dafür vorgeschlagen. Solche einmaligen Messungen sind aber lediglich eine Momentaufnahme, die keine Aussagekraft besitzt. Ein saurer pH-Wert im Urin kann zum Beispiel ein Zeichen für eine sehr gute Säureausscheidung sein, wohingegen ein basischer pH-Wert im Urin umgekehrt ein Zeichen für eine schlechte Säureausscheidung sein kann. Somit besitzt eine einmalige Messung des pH-Wertes im Urin keinerlei Aussagekraft.

Aus den pH-Werten von einem Urin-pH-Tagesprofil– fünf bis sechs Messungen zu definierten Zeiten – kann hingegen abgeleitet werden, ob die Regulationsfähigkeit im Säure-Basen-Haushalt noch funktioniert. Zeigen sich im Urin regelmäßig pH-Werte im sauren Bereich, so besteht eine Regulationsstörung und somit ein deutlicher Hinweis auf eine latente Azidose. Zu deren genaueren Diagnostik kann auch die Säure-Basen-Titration nach Jörgensen oder die Säure-Basen-Bestimmung nach Sander im Labor verwendet werden.

Alle chemischen Reaktionen, ja selbst das Überleben der Körperzellen, sind von den jeweiligen pH-Verhältnissen abhängig. Ein basisches Milieu im Blut führt zu einer besseren Viskosität

(Fließfähigkeit), in der extrazellulären Matrix führt es zu mehr Solzuständen (flüssigeren Phasen), an der Zellmembran zu einer besseren Durchlässigkeit und zu besseren Rezeptorfunktionen. Die große Bedeutung des Säure-Basen-Haushaltes liegt darin begründet, dass alle Lebensprozesse von den pH-Werten abhängen.

Mittlerweile sind viele Faktoren wie Fehlernährung, Bewegungsmangel, Dauerstress, Belastungen mit Toxinen, Medikamenten usw. bekannt, die als Säurezufuhr oder als Säurebildner den Säure-Basen-Haushalt belasten. Die moderne Lebensweise führt somit oft in eine latente Azidose. Mit dieser werden viele Zivilisationskrankheiten in Verbindung gebracht.

In der Therapie des ME/CFS (LCS) muss die latente Azidose aus diesen Gründen berücksichtigt, diagnostisch, soweit möglich, erfasst und behandelt werden. Basen kann der Körper nicht selbst bilden, er benötigt deshalb eine Basenzufuhr von außen. Zur Behandlung stehen Maßnahmen wie eine basische Ernährung, Basenfasten nach Wacker, Zuführung von basischen Mineralien, Saunagänge und Bewegung im Rahmen des Möglichen (Systemische Belastungsintoleranz) zur Verfügung. Zur äußerlichen Anwendung werden zum Abbau einer latenten Azidose Basenwickel (Wickel getränkt mit Basensalz) empfohlen. Solche Basenwickel führen – nach praktischen Erfahrungen – besonders in Kombination mit Mikrostrom zu einer enormen Verstärkung der Entsäuerung (zum Beispiel mit Geräten der Firma ReguCell Touch).

Weiterhin ist die Einnahme von rechtsdrehender Milchsäure zu empfehlen, die sehr interessante Aspekte aufweist. Milchsäure kommt in der Natur in spiegelsymmetrischer Form vor und wird aufgrund ihrer unterschiedlichen optischen Aktivität in rechtsdrehende und in linksdrehende Milchsäure eingeteilt. Normalerweise entsteht im Körper nur die rechtsdrehende Milchsäure, welche gut abgebaut werden kann. Bei einem Sauerstoffmangel jedoch entsteht im Körper viel linksdrehende Milchsäure, die nicht direkt abgebaut werden kann. Sie muss erst an eine rechtsdrehende Milchsäure gekoppelt werden, um ihren Abbau zu ermöglichen. Therapeutisch verabreicht man deshalb rechtsdrehende Milchsäure, die sich mit linksdrehender Milchsäure verbindet und deren Abbau so ermöglicht. Aus diesem Grund wirkt rechtsdrehende Milchsäure im Organismus entsäuernd.

Rechtsdrehende Milchsäure führt auch zu einer Verbesserung im Darm, da sie das Darmmilieu ansäuert und von der Darmflora zu Buttersäure umgewandelt wird. Von der Buttersäure ernähren sich überwiegend die Schleimhautzellen des Darms. Besonders beim Leaky-Gut-Syndrom hilft dies zur Darmsanierung und zur Regeneration der Epithelzellen (Schleimhautzellen). Empfohlen wird die Einnahme von etwa zwei Gramm rechtsdrehender Milchsäure pro Tag.

Psychologische Therapie

Eine leicht aufregende Situation, die gut beherrschbar ist, löst bei uns Menschen nur eine geringe akute Stressreaktion aus. Ein solcher Stress wird als Eustress bezeichnet und wirkt sich eher belebend aus. Dagegen führt ein chronischer Stress mit der Zeit unausweichlich zu gesundheitlichen Störungen und Erkrankungen.

Die moderne Stressforschung ergab eindeutige Beweise, dass chronische Stresseinflüsse die Funktion des vegetativen Nerven-, des Herz-Kreislauf-, des Immun- und des Hormonsystems – also die gesamten vier Grundregulationssysteme – negativ verändern. Bereits vor einigen Jahren wurde in der medizinischen Forschung die gegenseitige Beeinflussung der vier Grundregulationssysteme »neu« entdeckt. Sie wurde als »Psycho-Neuro-Immunologie« oder neuerdings auch als »Psycho-Neuro-Endokrino-Immunologie« lediglich etwas anders bezeichnet. Durch Dauerstress werden die vier Grundregulationen gestört, was zu Symptomen wie hoher Blutdruck, Herzrhythmusstörungen, Schlafstörungen usw. führt und mit der Zeit letztlich in schweren Erkrankungen mündet.

Von Professor Hartmut Heine, der die Arbeiten von Alfred Pischinger fortsetzte und die extrazelluläre Matrix intensiv erforschte [26], stammt folgende Aussage: »Jeder psychische Reiz verändert die Ausschüttung von Botenstoffen (das Stresshormon Noradrenalin) in der extrazellulären Matrix und somit den Stoffwechsel der Zellen in wenigen Sekunden.«

Prof. H. Heine konnte weiterhin nachweisen, dass durch jede akute Stresseinwirkung das Immunsystem hochfährt und dadurch regelmäßig eine leichte Entzündungsreaktion entfacht, um den Körper auf eine drohende Gefahr vorzubereiten. Kurze Zeit später wird durch die Sekretion (Ausschüttung) von Botenstoffen wie Zytokine ILK4, ILK5, ILK10 und Cortisol eine antientzündliche Gegenreaktion eingeleitet. Bei einem chronischen Stress erschöpfen jedoch infolge der andauernden Überforderung mit der Zeit die Nebennieren, die das Cortisol produzieren. Durch den eintretenden Mangel an Cortisol fehlt nun ein wesentliches antientzündliches Hormon, sodass die stressbedingte Entzündungsreaktion in eine Dauerentzündung übergeht. Dieser Aspekt ist für die Behandlung des ME/CFS (LCS) relevant, da eine Dauerentzündung zu den auslösenden Faktoren dieser Erkrankung zählt. Diagnostisch ist es bei einem Verdacht auf eine chronische Stressbelastung sinnvoll, ein Cortisol-Profil im Speichel zu drei unterschiedlichen Zeiten oder ein sogenanntes Stressprofil im Urin mit Adrenalin, Dopamin, Noradrenalin und Kreatinin zu erstellen.

Gegenwärtig sind nahezu alle Menschen in einem immer größeren Ausmaß dauerhaft psychischen Belastungen und Stresseinflüssen ausgesetzt. So ist auch von vielen ME/CFS (LCS)-Patient:innen bekannt, dass sie bereits vor ihrer Viruserkrankung meist erheblichen Stresseinflüssen wie Pflege oder Tod eines Angehörigen, Mobbing, Arbeitsplatzverlust, Scheidung usw. ausgesetzt waren. Die akute Virusinfektion traf sie also in einem gestressten und damit in einem geschwächten Abwehrzustand. Hinzu kommt, dass jede Virusinfektion selbst und besonders die angstbesetzte Covid-19-Infektion eine zusätzliche Stressbelastung darstellen. Solche psychischen Belastungen beeinflussen bei den Betroffenen eben nicht nur deren Stimmungslage, sondern auch deren Körper. Dieser Zusammenhang kommt in dem Fachbegriff

Psychosomatik – zusammengesetzt aus Psyche und Soma (Körper) – zum Ausdruck. »Der Glaube versetzt Berge« – dieser volkstümliche Spruch deutet in diese Richtung und wird in seiner Gültigkeit in der Medizin immer wieder bestätigt. Mittlerweile ist bekannt, dass Gedanken und Stimmungen die Chemie im somatischen (körperlichen) Bereich verändern. Der Einsatz von Placebos und deren Wirkung ist ein Beispiel für psychosomatische Zusammenhänge. Der Begriff Placebo steht für ein »Scheinmedikament«, das dem Patienten jedoch als effektiv wirksames Medikament zur Einnahme verordnet wird und immerhin eine Erfolgsquote von durchschnittlich 30 Prozent aufweist. Umgekehrt sollte man das gegenteilige sogenannte Nocebo – übersetzt »ich werde schaden« – vermeiden. Nocebos in Form von verletzenden Gesprächen, negativen Gedanken, Sorgen und Zukunftsängsten fördern das Krankwerden oder stören die Heilungsvorgänge.

Aus diesen Gründen sollte bei ME/CFS (LCS)-Patient:innen auf ihre schwierige und komplexe Situation mit viel Empathie, mit einer einfühlsamen Sprache, mit einer guten Umsorgung usw. eingegangen werden. Das hilft, deren Heilung zu unterstützen und eine weitere Schädigung zu vermeiden. Diese Aspekte sind sehr bedeutsam und sollten dringend umgesetzt werden, denn die somatischen, psychischen und sozialen Belastungen der ME/CFS (LCS)-Patient:innen sind immens.

Weiterhin ist eine psychologische Begleittherapie bei ME/CFS (LCS)-Patient:innen aus den genannten Gründen in der Regel dringend erforderlich. Eingesetzt wird je nach individueller psychischer Belastungssituation eine supportive Psychotherapie (stützende Psychotherapie) oder ein anderes psychotherapeutisches Verfahren.

Zusätzlich können Maßnahmen zur Entspannung wie Spaziergänge, autogenes Training, Tai-Chi, Yoga, Muskelrelaxation nach Jacobson (PMR), Atemtherapie und Meditation eingesetzt werden. Mit welcher Methode der Patient in die Entspannung gelangt, ist zweitrangig. Die Hauptsache ist, dass sich der oder die Betroffene effektiv und nachhaltig entspannt.

Kommt die Entspannung zu kurz, so ist das Zusammenspiel zwischen Sympathikus und Parasympathikus gestört. Der Sympathikus überwiegt dann die meiste Zeit und induziert in den Zellen einen verbrauchenden (katabolen) Stoffwechsel. Entspannung stärkt den Parasympathikus und bewirkt einen anabolen (aufbauenden) Stoffwechsel, der die Regeneration ermöglicht. Der menschliche Organismus benötigt im vegetativen Nervensystem eine gute Balance oder ein gutes Wechselspiel von Sympathikus und Parasympathikus. Deshalb gilt es, bei ME/CFS (LCS)-Patient:innen vordringlich chronischen Stress abzubauen, Entspannungsmethoden anzuwenden und für eine beruhigende Atmosphäre in der Therapie und im Umfeld zu sorgen.

Chronobiologische Therapie

Zeitliche Abläufe und Rhythmen haben für die Gesundheit und für die Regeneration eine enorme Bedeutung. Jeder Organismus besteht nicht nur aus anatomischen (materiellen) Strukturen, sondern ebenso aus »Zeitstrukturen«. Unter dem Begriff Chronobiologie versteht man in der Medizin die zeitliche Organisation und Abstimmung der physiologischen Abläufe im Organismus. Sie beschreibt das rhythmische Zusammenspiel der Organ- und der Zellfunktionen, wie zum Beispiel:
Wann und wie oft erfolgt ein Herzschlag oder ein Atemzug?
Wann werden welche Hormone freigesetzt?
Wann laufen welche chemischen Prozesse in der Zelle ab?
Wann ist die Zelle auf Leistung ausgerichtet?
Wann führt sie regenerative Prozesse durch?
Die Chronobiologie umfasst demnach Rhythmen, die allen Körperfunktionen, Hormonwirkungen und Stoffwechselprozessen eine zeitliche Ordnung verleihen. Einige Rhythmen wie zum Beispiel der Puls, die Atmung und die Gehirnaktivität werden in der Medizin schon seit Langem in der Diagnostik und in der Therapie beachtet. Diese Rhythmen besitzen eine enorme Bedeutung für das Leben und sie weisen bei starken Störungen auf dramatische, zum Teil lebensgefährliche Komplikationen hin. Andere Rhyth-

men wie zum Beispiel die Rhythmik der Skelettmuskulatur oder Stoffwechselrhythmen der Zellen sind in der Medizin jedoch kaum bekannt. Sie weisen bei akuten Störungen eine deutlich weniger eindrucksvolle und zunächst keine dramatische Symptomatik auf. Bei langfristigen Störungen kommt es jedoch ebenfalls zu schwerwiegenden Komplikationen wie zu krank machenden Veränderungen in den Geweben und zu anderen vielfältigen Beschwerden.

Jeder Rhythmus hat im Körper seine eigene Bedeutung. Genauso wichtig ist aber auch das harmonische Zusammenspiel der gesamten, vielfältigen Rhythmen. Ein harmonisches Zusammenspiel und ein geregeltes Ineinandergreifen der verschiedensten kurz- und langwelligen Rhythmen im menschlichen Organismus sind eine unabdingbare Voraussetzung für seine Leistungsfähigkeit, Gesundheit und Regeneration. Aus diesen Gründen ist es nicht zu verstehen, weshalb diese chronobiologischen Aspekte in der Medizin bisher so wenig Beachtung finden.

Der sogenannte circadiane Tag-Nacht-Rhythmus mit seinem Wechsel von Helligkeit zu Dunkelheit ist für den menschlichen Organismus ein sehr wichtiger äußerer Taktgeber. Seit langer Zeit ist bekannt, dass ein Leben nach dem circadianen Rhythmus eine enorme Bedeutung für die Leistungsfähigkeit am Tage und für die Regeneration während der Nacht besitzt. Über eine kurze Zeit kann eine Störung des Tag-Nacht-Rhythmus – wie eine Übernächtigung oder kurzfristige Nachtschichtarbeit – kompensiert werden. Jedoch nicht auf Dauer. Wer langfristig gegen den circadianen Rhythmus lebt, leidet unweigerlich unter einem Leistungsabfall, einer vermehrten Müdigkeit, neigt zu depressiven Verstimmungen und weiteren unspezifischen Beschwerden. Wer dauerhaft gegen den Tag-Nacht-Rhythmus lebt, dem drohen mit der Zeit unweigerlich schwere körperliche Krankheiten. Wegen seiner enormen Bedeutung für die Regeneration muss bei ME/CFS (LCS)-Patient:innen auf einen geordneten Tag-Nacht-Rhythmus geachtet werden.

Im Jahre 2017 wurde der Nobelpreis im Fach Medizin an Jeffrey Hall, Michael Rosbash und Michael Young für die Entdeckung der Steuerung zellulärer Prozesse durch die circadiane Rhythmik vergeben. In ihren Forschungen fanden sie heraus, dass jede Zelle ein molekulares Uhrwerk für ihre zeitliche Steuerung besitzt. Diese »zellulären Uhren« müssen permanent synchronisiert werden. Dafür ist eine Ansammlung von Nervenzellen im Hypothalamus im Gehirn verantwortlich, die man als suprachiasmatischer Nucleus (SCN) bezeichnet. Diese Nervenzellen reagieren auf die beiden gegensätzlichen Lichtsignale – hell und dunkel –, die ihnen von der Netzhaut der Augen übermittelt werden. Nachts bilden sie das sogenannte Periodenprotein, das tagsüber in seiner Konzentration langsam abfällt. In Experimenten mit Hamstern konnte bei einer Entfernung des suprachiasmatischen Nucleus nachgewiesen werden, dass danach deren circadiane Rhythmik aufgehoben war.

Mittlerweile konnten Forscher zusätzlich nachweisen, dass die »zellulären Uhren« über freigesetzte, spezielle Proteine miteinander kommunizieren. Dadurch können die Zellen des Körpers ihre Abläufe aufeinander abstimmen beziehungsweise synchron steuern. Fehlt diese Kommunikation, so ist die zeitliche Koordination der unterschiedlichen Funktionen und Abläufe erheblich gestört. Ein solcher Verlust der Synchronisation der Zellen stellt ein bedeutendes Krankheitsrisiko dar. Für die Therapie von ME/CFS (LCS)-Patient:innen ist deshalb die Normalisierung der chronobiologischen Abläufe von großer Bedeutung. Vorrangig müssen der Tag-Nacht-Rhythmus strikt eingehalten und ein erholsamer Schlaf gefördert werden.

Weiterhin sollte ebenfalls unbedingt die Rhythmik der Skelettmuskulatur beachtet werden. Die Skelettmuskulatur ist mit 40 Prozent der Körpermasse der größte Taktgeber für das Rhythmusgefüge im menschlichen Organismus. Dieser interne Taktgeber sollte in der Physiotherapie endlich berücksichtigt und bei Störungen (Muskelverspannungen) durch die biomechanische Stimulation nach Prof. Nazarov normalisiert werden [24] (s. S. 178).

Tageslicht in der Therapie

Für einige Fachleute und auch für Patient:innen ist es oft überraschend, dass ausreichend Tageslicht als ein relevanter Therapiebaustein in das ganzheitlich-systembiologische Therapiekonzept einbezogen wird. Das natürliche Licht hat aber vielfältige positive Wirkungen, die in den medizinischen Überlegungen berücksichtigt und genutzt werden sollten.

Tage voller Sonnenschein haben bekanntermaßen einen belebenden und stark positiven Einfluss auf die Stimmungslage. Eine reaktive depressive Verstimmung liegt bei ME/CFS (LCS)-Patient:innen aufgrund der vielen Beschwerden und enormen Probleme durch diese Erkrankung sehr häufig vor. Deshalb bietet es sich an, das Tageslicht therapeutisch zu nutzen, denn seine positive Wirkung auf die Stimmung ist wissenschaftlich gut belegt. Sie wird unter anderem auf die vermehrte Bildung von Botenstoffen wie Serotonin, Melatonin und Endorphine zurückgeführt. So wurde zum Beispiel in einer Studie an der Universität Essex nachgewiesen, dass das Tageslicht und die Farben der Natur einen antidepressiven Effekt aufweisen. Körperliche Bewegungsaktivitäten sollten deshalb – natürlich immer unter Berücksichtigung des Pacing-Prinzips – nach Möglichkeit im Freien absolviert werden. Aber auch zum Ausruhen und Entspannen kann man je nach Jahreszeit draußen an der frischen Luft verweilen.

Eine von der US-Marine durchgeführte Untersuchung ergab, dass genügend Tageslicht auch die geistige Fitness fördert. In U-Booten wurden sogenannte Tageslichtlampen eingebaut, die ein ähnliches Spektrum aufweisen wie das natürliche Tageslicht. In der Folge ergaben sich bei den Matrosen eine höhere Konzentrationsfähigkeit und in ihrer Arbeit weniger Fehler.

Nicht nur das Tageslicht wirkt beruhigend, sondern auch die Farben der Natur sorgen zusätzlich für eine Entspannung. Darin liegt der Erfolg der »Waldmedizin«, die in Japan begründet wurde. In vielfältigen japanischen Studien wurde nachgewiesen, dass sich der Blutdruck, das Immunsystem, die Menge der Stresshormone im Blut und die geistige Leistungsfähigkeit nach einem zweistündigen Aufenthalt im Wald deutlich verbessern. Der Biologe Clemens G. Arvay spricht hierbei von positiven Wirkungen, die auch auf der Ebene der Zellen vielfältige Regenerationsprozesse auslösen.

Da die meisten Menschen heute tagsüber in Büros und Fabriken arbeiten, ist die Dosis an Tageslicht (zu) gering. Amerikanische Ärzt:innen sprechen bei Menschen in den Großstädten, die an diesem Einflussfaktor zunehmend verarmen, von einem »Natur-Defizit-Syndrom«. Mit einer ausreichenden Dosis an Tageslicht – zur Not mit einer Tageslichtlampe – sollte bei ME/CFS (LCS)-Patient:innen ein solches zusätzliches Defizit vermieden werden.

Sauerstofftherapie

Das Thema Sauerstoff kann in der Therapie von ME/CFS (LCS)-Patient:innen ein weiterer wichtiger Baustein sein. Schließlich spielt Sauerstoff eine zentrale Rolle in der ATP-Produktion der Zellen und ist damit ein wesentlicher Faktor für die Regeneration und die Genesung. Die Inhalation von Sauerstoff bei vielfältigen chronischen Erkrankungen und Erschöpfungszuständen geht vor allem auf Professor Manfred von Ardenne zurück. Er gehörte zu den Pionieren, die erstmals Sauerstoffinhalationen außerhalb der Notfallmedizin zur Unterstützung der Heilung einsetzten.

Von Professor von Ardenne wird berichtet, dass er im fortgeschrittenen Alter an einer chronischen Ohrerkrankung litt. Da ihm vonseiten der Medizin keine ursächliche Therapie angeboten wurde, suchte er für sein Leiden selbst nach therapeutischen Möglichkeiten. Durch seinen Beruf als Physiker lag es nahe, dass er bei seinen Beschwerden rasch an eine gestörte Energiebilanz beziehungsweise an einen ATP-Mangel der Zellen in seinen Ohren dachte. So begann er im Eigenversuch, Sauerstoff zu inhalieren, womit er seine Beschwerden effektiv lindern konnte. Mit der Zeit entwickelte und verfeinerte er die Sauerstofftherapie zu der bekannten »Sauerstoff-Mehrschritt-Therapie nach Professor von

Ardenne«, um damit sich und später auch anderen Menschen zu helfen.

Doch seine Sauerstoff-Mehrschritt-Therapie stieß auch auf Kritik. Vor allem von Pulmonologen wurde sie zum Teil heftig kritisiert und als unwirksam dargestellt. Was daran lag, dass die Kritiker damals den Sauerstoffpartialdruck (Sauerstoffgehalt) im Blut vor und nach der Inhalation gemessen und keine Steigerung festgestellt hatten. Diese Kritik erwies sich angesichts der Erfolge und Ardennes Erklärung als falsch und unbegründet.

Nach der Theorie von Professor von Ardenne war nicht die Zeit vor und nach der Inhalation entscheidend, sondern was während der Inhalation im Organismus geschah. Der in dieser Zeit erhöhte Sauerstoff im Blut bewirkte mehreres. So ging Ardenne davon aus, dass es bei einigen krankhaften Störungen den Endothelzellen im Kapillarstromgebiet an Sauerstoff mangelt. Die venösen Kapillaren sind die letzte Endstrecke im Kapillarstromgebiet, und als Endstrecke ist dort auch der Abfall des Sauerstoffpartialdrucks am größten. Das bedeutet, dass die Endothelzellen der venösen Kapillaren am stärksten von einem Sauerstoffmangel im Blut betroffen sind und als Erste unter ihm leiden. Ohne Sauerstoff können sie nicht genügend ATP bilden und ihre Ionenpumpen funktionieren nur unzureichend. Infolgedessen kommt es zu Schwellungen der Endothelzellen und dadurch zu einer Einengung des Kapillardurchmessers, was wiederum zu Stauungen in der gesamten Mikrozirkulation führt und somit über die Endothelzellen des Kapillarstromgebietes hinaus auch die Versorgung der Zellen in den Organen mit Sauerstoff einschränkt. Durch eine vermehrte Zufuhr von Sauerstoff, so die Überlegungen von von Ardenne, können die Endothelzellen wieder genügend ATP bilden und dadurch abschwellen. Das Lumen der Kapillaren weitet sich und es tritt eine deutliche Verbesserung in der Mikrozirkulation ein. Diesen Vorgang in der Mikrozirkulation durch eine Sauerstoff-Inhalationstherapie nannte Professor von Ardenne den »Schaltmechanismus«.

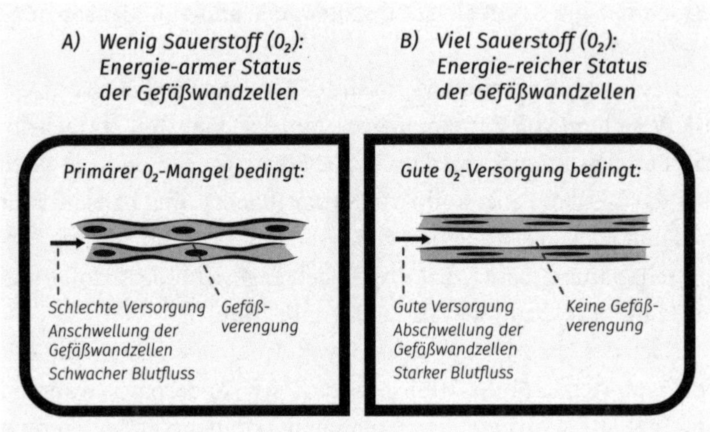

Schaltmechanismus der Endothelzellen

Die nachvollziehbare Theorie von Prof. von Ardenne erklärt, weshalb die Inhalation von Sauerstoff zu einer anhaltenden Verbesserung führt, auch wenn anschließend der Sauerstoffpartialdruck im Blut wieder auf den ursprünglichen Wert von vor der Inhalation zurückfällt. Die Kritik an der »Sauerstoff-Mehrschritt-Therapie nach Professor von Ardenne« bezog sich stets auf die Tatsache, dass inhalierter Sauerstoff nicht gespeichert werden kann. Er bewirkt aber während der Zeit der Inhalation den Schaltmechanismus in der Mikrozirkulation, was bisher in der Medizin leider kaum beachtet wird. Selbstverständlich muss diese Sauerstofftherapie unter ärztlicher Anleitung und Betreuung durchgeführt werden.

Hyperbare Sauerstofftherapie

Neuerdings wird zunehmend das Thema Hyperbare Sauerstofftherapie in der Behandlung von ME/CFS (LCS)-Patient:innen in den Medien aufgegriffen. So berichtet *Focus online* darüber am 28.12.21 unter dem Titel: »John (43) leidet an Long-Covid – bis ihm eine neue U-Boot-Therapie hilft.« Der Therapieerfolg des Patienten trifft sicher zu, aber bei der U-Boot-Therapie handelt es sich absolut um nichts Neues. Als leitender Arzt habe ich selbst – mit der Zusatzausbildung zur Druckkammer- und Tauchmedizin – eine Druckkammer (U-Boot) für die Sauerstoff-Überdruck-Therapie (HBO) geleitet, die seit 1980 in meiner Rehabilitationsklinik im Betrieb war. Über den Patienten John wurde in dem Focus-Artikel berichtet, dass er ein sehr sportlicher Typ mit einer Vorliebe fürs Bergsteigen sei. Nach einer akuten Covid-19-Infektion war seine gesamte Leistungsfähigkeit nach einem Jahr immer noch massiv eingeschränkt. Hatte er das Gefühl, dass es ihm besser ging, wurde er regelmäßig übermütig. Er mutete sich dann zu viel zu und erlitt schwere Crashs und lange Rückschläge. Das Bittere für ihn war, dass bei ihm mit den Crashs auch die Symptome, die bereits weg gewesen waren, wieder auftraten. Wegen seines »Long-Covid« absolvierte er eine Reha mit mäßigem Erfolg.

Als Wissenschaftler lebte John vor allem von seiner geistigen Leistungsfähigkeit, und genau darin hatte er auch massive Defizite. Mit 43 Jahren wollte er noch nicht in die Rente gehen. Ihm war bekannt, dass der Sauerstofftransport im Blut nach einer Covid-19-Infektion eingeschränkt sein kann. John hörte von der Therapie in der Druckkammer, die einem Sauerstoffmangel entgegenwirkt. In Wiesbaden waren bereits sechs Patienten mit »Long-Covid« mit teilweise guten Erfolgen behandelt worden. Deshalb entschloss er sich, diese Therapie durchzuführen, und bereits nach der dritten Fahrt verspürte er eine Verbesserung. Plötzlich sah er wieder klar und nicht mehr verschwommen. Ab der sechsten Therapie war auch seine geistige Leistungsfähigkeit deutlich besser. Leider warf ihn eine neue Erkrankung – eine Herzmuskelentzündung – körperlich wieder zurück. Aber die geistige Leistungsfähigkeit blieb anhaltend besser.

Was geschah mit John in der Druckkammer?

In der Druckkammer wird mit normaler Luft ein Überdruck von zum Beispiel 1,5 bar – was einer Tauchtiefe von 15 Meter entspricht – erzeugt. Der Druckausgleich in den Ohren erfolgt wie beim Tauchen, indem man die Nase zuhält und Luft in die inneren Gehörgänge (Tuben) bläst. Nach Erreichen der 15 Meter Tauchtiefe wird dann über eine Maske reiner Sauerstoff über längere

Zeit – etwa zweieinhalb Stunden mit kleinen Pausen – eingeatmet. In dieser Zeit erhöht sich der Sauerstoffpartialdruck im Blut und entsprechend auch im Gewebe um das ca. 20-Fache. Damit kann in Zellen, die unter chronischem Sauerstoffmangel leiden, einiges Positive im Sinne einer Regeneration angestoßen werden. In meiner Rehaklinik kam diese Therapie bei Patient:innen mit Zustand nach Schlaganfall, nach Schädel-Hirn-Verletzungen, mit Migräne, mit Tinnitus usw. zum Einsatz. In Kombination mit anderen Therapiebausteinen konnten wir graduell unterschiedliche, jedoch zum Teil erstaunliche Verbesserungen ihres Zustandes erzielen.

Natürlich stellen die sechs »Long-Covid-Patienten« in der HBO-Therapie von Wiesbaden eine geringe Anzahl dar. Aber solche Meldungen sollten unbedingt Anlass für weitere Forschungen sein. Und zum Glück tut sich mittlerweile einiges: Unter vielen Covid-19-Projekten, die ab dem Jahr 2022 an dem UKSH (Universitätsklinikum Schleswig-Holstein) geplant sind, finden sich nun auch Sauerstofftherapien. So sind zum Beispiel Untersuchungen geplant mit Titeln wie: »Fraktionierte normobare Sauerstofftherapie bei Covid-19-Patienten – Antiinflammatorische Effekte durch Nutzung des sogenannten normobaren Sauerstoffparadoxes?« und »Heilversuche mit Hyperbarer Oxigenationstherapie (HBO) bei Patienten mit Long-Covid-Syndrom und Brain-Fog-Symptomatik. Objektivierbare therapeutische Effekte der HBO?«

Solche Forschungen und Anwendungen, die unter Berücksichtigung der Kontraindikationen nachweislich keine wesentlichen Nebenwirkungen haben, sollten dringend im Sinne der ME/CFS (LCS)-Patient:innen aufgegriffen werden.

Die Intervall Hypoxie-Hyperoxie-Therapie (HHT)

Ein ebenfalls interessantes Therapieverfahren ist die relativ neu entwickelte »Intervall Hypoxie-Hyperoxie-Therapie« (HHT). Bei dieser Behandlung wird im Wechsel von wenigen Minuten einmal sauerstoffarme (hypoxie) und einmal sauerstoffangereicherte (hyperoxie) Luft über eine Maske eingeatmet. Während der Therapie sitzt oder liegt der Proband oder die Probandin ruhig auf einem Stuhl oder auf einer Liege. Dem Probanden, der Probandin wird in der etwa 40 Minuten dauernden Therapiesitzung wechselweise niedrig- und hochdosiert Sauerstoff zugeführt.

In der normalen Einatmungsluft beträgt der Sauerstoffgehalt ca. 21 Volumen Prozent, der Rest besteht zu ca. 78 Prozent aus Stickstoff und zu ca. einem Prozent aus Edelgasen. In der HHT beträgt der Sauerstoffanteil in den hypoxischen Therapiephasen nur ca. 9–15 Prozent, während er in den hyperoxischen Therapiephasen ca. 30 Prozent beträgt. Die Inhalation der sauerstoffarmen Luft entspricht einem Aufenthalt im Hochgebirge, in dem die Luft je nach Höhe ebenfalls recht sauerstoffarm ist.

Für die Erforschung der Hypoxie und deren Auswirkungen auf die Zellen wurden 2019 Kaelin, Ratcliffe und Semenza mit dem Nobelpreis für Medizin ausgezeichnet. Sie fanden heraus, dass alle Körperzellen einen Sauerstoffmangel in ihrer Umgebung (extrazelluläre Matrix) erkennen und auf ihn reagieren. Ein relativer Sauerstoffmangel (Hypoxie) alarmiert die Zellen und löst eine Anpassungsreaktion aus: Alte, geschädigte Mitochondrien gehen in die Apoptose (Selbstmord) und werden komplett abgebaut. Gleichzeitig kommt es in den Zellen zu einer Vermehrung neuer, funktionstüchtiger Mitochondrien, was der zellulären ATP-Produktion zugutekommt.

Diese Alarm- und Erneuerungsreaktion der Zellen wird durch den wiederholten »hypoxisch-hyperoxischen Reiz« der HHT in Gang gesetzt. Die HHT eignet sich besonders für chronisch Kranke und auch für ältere Personen. Sie wird etwa 10- bis 15-mal durchgeführt und hält ca. drei Monate an. Von der Wirkung her entspricht sie etwa einem Aufenthalt von vier Wochen in den Alpen.

Bis zu den Erkenntnissen der Nobelpreisträger galt ein Sauerstoffmangel in der Medizin immer als etwas Schlechtes und Gefährliches. Die Grundlage der HHT ist, dass ein relativer und kontrollierter Sauerstoffmangel in den Zellen und speziell in den Mitochondrien sehr positive Effekte auslösen kann.

Darmsanierung

Infolge einer Virusinfektion – so auch nach einer Covid-19-Infektion – kann es durch Einnahme vieler Medikamente, langer Bettlägerigkeit und Stresseinflüssen zu gravierenden negativen Veränderungen im Darm kommen. In der Naturheilkunde kommt seit langer Zeit dem Darm bei nahezu allen Erkrankungen und so auch beim ME/CFS (LCS) zu Recht eine sehr bedeutende Rolle zu. Neuerdings wird der Einfluss der Darmbakterien und der intakten Darmschleimhaut auf die Gesundheit und auf die Genesung durch wissenschaftliche Forschungen zunehmend bestätigt. Dabei darf man sich nicht irritieren lassen, dass der bisher in der Naturheilkunde benutzte und recht bekannte Begriff für die Darmkeime – die Mikroflora – in der Wissenschaft durch den neuen Begriff Mikrobiom ersetzt wurde. Solche Namensänderungen finden oft statt, wenn in der Wissenschaft etwas Altbekanntes plötzlich vermeintlich neu entdeckt wird.

Der Darm beherbergt schätzungsweise über 800 Billionen Bakterien, die sich aus etwa 500 bis 1000 unterschiedlichen Arten zusammensetzen. Somit beträgt die Gesamtheit der Darmbakterien etwa zehnmal mehr als die Anzahl der Körperzellen. Die Darmflora stellt damit einen riesigen Bioreaktor dar, der normalerweise in Symbiose mit uns lebt. Zwischen dem menschlichen Organismus und den zuträglichen Darmbakterien kommt es zu umfassenden positiven Wechselwirkungen mit positiven Auswirkungen auf die Gesundheit des Menschen.

Schädliche Bakterien im Darm können dagegen eine erheblich krankmachende Wirkung aufweisen. Sie produzieren Toxine und schädigen die Darmschleimhaut, die eine wichtige Barrierefunktion (Grenzkontrolle) zwischen Darminhalt und Organismus darstellt. Sie muss einerseits durchlässig sein, dass Nährstoffe und Flüssigkeit aufgenommen werden können, andererseits sollte sie undurchlässig sein, dass Bakterien, Viren und Toxine nicht in den Körper gelangen.

Weiterhin schädigen Fäulnisprozesse durch unverdautes Eiweiß im Dickdarm ebenfalls dessen Schleimhaut und führen zu einer Autointoxikation (Selbstvergiftung). Solche Fäulnisprozesse drohen bei der Einnahme bestimmter Medikamente (Protonenpumpenhemmer), welche die Sekretion von Magensäure unterbinden, durch einen Mangel an Verdauungsenzymen und durch ein Überangebot an Eiweiß in der Ernährung. Unverdautes Eiweiß im Dickdarm ist deshalb sehr schädlich, da es zu einer enormen Quelle für Toxine wie Ammoniak, Indol, Kresol, Skatol, Kadaverin, Schwefelwasserstoff und Trimethylamin (TMA) wird. Diese Gifte schädigen nicht nur die Schleimhautzellen (Enterozyten) der Darmwand, sondern diffundieren auch in das Blut und gelangen damit zu allen Körperzellen.

Ein besonders starkes Zellgift ist dabei Ammoniak, das in allen Zellen zu einem starken ATP-Mangel führt. Vor allem Herz- und Hirnzellen mit ihrem hohen Energiebedarf trifft ein erhöhtes Ammoniak besonders hart. Zunächst verspüren die Betroffenen eine allgemeine Leistungsschwäche, eine rasche Erschöpfung und eine anhaltende, verstärkte Müdigkeit. Das zunehmende körperliche und geistige Unvermögen kann reaktiv in eine Depression, in eine Verwirrung bis in ein Koma führen.

Ähnlich zelltoxisch wie das Ammoniak ist das Trimethylamin (TMA), das ebenfalls von eiweißspaltenden Fäulnisbakterien produziert wird. Dieses Gift wird in der Leber zu Trimethylamin-N-Oxid (TMAO) umgebaut. Es schädigt die Mitochondrien und vermindert die ATP-Produktion. Die Auswirkungen der beiden Toxine – Ammoniak und TMAO – erinnern an einige Symptome des ME/CFS (LCS).

Selbstverständlich benötigen – wie alle Körperzellen – auch die Schleimhautzellen des Darmes ausreichend ATP. Ein Teil davon wird benutzt, um sich an den Nachbarzellen festzuhalten, wodurch die Schleimhaut fest verschlossen wird. Fehlt den Schleimhautzellen ATP, so dichten die sogenannten tight junctions – das gegenseitige Festhalten der Schleimhautzellen – nicht gut ab. Auf diese Weise kommt es zu einem Syndrom des undichten Darmes, dem Leaky-Gut-Syndrom, und es gelangen dadurch viele Nahrungsbestandteile und Partikel abgestorbener Darmbakterien in den Körper, die normalerweise eine intakte Schleimhautbarriere nicht überwinden können. Diese Fremdstoffe (Antigene) aktivieren das Immunsystem und fördern entzündliche Vorgänge bis hin zu einer Silent Inflammation.

Solche krankhaften und krankmachenden Veränderungen in der Darmschleimhaut werden sowohl durch Medikamente, Chemikalien, durch Nahrungsmittelunverträglichkeiten oder durch Nahrungsmittelallergien ausgelöst. Je nach Schwere einer Virusinfektion werden oft Medikamente eingenommen, die eine erhebliche Störung im Mikrobiom bewirken können. Vor allem auch die zurückliegende Einnahme von Antibiotika und Säureblockern gilt es zu beachten. Auch nach einer Covid-19-Infektion besteht somit die Gefahr eines Leaky-Gut-Syndroms, einer Silent Autointoxikation oder einer Silent Inflammation durch ein krankhaft verändertes Mikrobiom.

Bei ME/CFS (LCS)-Patient:innen muss zur Abklärung der Darmverhältnisse immer eine entsprechende Diagnostik durchgeführt werden. Hierzu gehören unter anderem der pH-Wert des Stuhls, das Zonulin, das alpha-1-Antitrypsin und das Calprotectin im Stuhl. Bei krankhaften Befunden muss eine entsprechende Darmsanierung erfolgen.

Eine gesundheitsfördernde Darmflora gedeiht am besten in einem sauren Dickdarmmilieu mit einem pH von etwa 5,8 bis 6,5. In einem solchen Milieu gedeihen vor allem die äußerst positiven Milchsäurebakterien. Diese produzieren aus Ballaststoffen Milchsäure und Buttersäure, die den Darmschleimhautzellen als Nahrung dienen. Aber auch andere positive Darmbakterien bilden nützliche Vitamine, Aminosäuren und Botenstoffe, die in den Körper gelangen und unter anderem die Regulationsfähigkeit des Immunsystems verbessern.

Die Sanierung des Darmmilieus erfordert mehrere Maßnahmen zur Darmreinigung, Entgiftung und Einnahme von Probiotika. Als Erstes muss eine Ernährungsumstellung auf eine faser- und vitalstoffreiche basische Ernährung erfolgen. Das bedeutet:

wenig Süßigkeiten, Zucker, Weißmehlprodukte, wenig Fleisch und kein Alkohol. Dagegen viel Gemüse, Salat, Früchte und Wasser. Nach und nach kann man zunehmend auf eine Logi-Kost (ohne große Eiweißmengen) beziehungsweise auf eine traditionelle mediterrane Kost übergehen. Besonders empfehlenswert sind dazu milchsaure Produkte wie fermentierte Gemüse sowie Obst und Nüsse. Hinzu muss die Nahrung gut zubereitet werden und viel Frischkost beinhalten. Nimmt man jedoch gleich Probiotika (gesunde Darmbakterien) ohne vorherige Sanierung des Darmes ein und ohne Ernährungsumstellung, so zeigt das oft wenig Erfolg. Das Wachstum von wenig zuträglichen Bakterien wird dabei immer wieder gefördert.

Als Zweites empfehlen viele Ärzte und Ärztinnen der Naturheilkunde anfänglich eine Säuberung des Darmes mit Einläufen oder mit Einnahme von Bittersalz (Magnesium-Sulfat) zum Abführen. Durch die Einnahme von Flohsamenpulver lockert man alte Ablagerungen in der Darmwand, löst Toxine und bindet sie. Ferner wirken Flohsamen nach Publikationen von australischen Forschern von der Universität Perth auch günstig gegen erhöhten Blutzucker, gegen Hypertonie, gegen erhöhte Fette und gegen Übergewicht.

Als Drittes ist eine Entgiftung des Darmes durch die Einnahme von Zeolith empfehlenswert. Dieses mikroporöse »Vulkansteinmehl« bindet effektiv Schwermetalle und Toxine wie zum Beispiel Ammoniak. Auf die Darmschleimhaut zeigt der Zeolith eine regenerative Wirkung und verbessert so dessen Barrierefunktion. Zweimal pro Tag sollten zwei oder drei Gramm Zeolith eingenommen werden. Die Entgiftung kann durch die zusätzliche Einnahme von Algenpräparaten und MSM (Methyl-Sulfonyl-Methan) weiter unterstützt werden. Algen binden ebenfalls Schwermetalle und versorgen den Körper mit vielen Mineralien und Spurenelementen.

Als Viertes wird die Einnahme von Gerstengrassaft empfohlen, der eine entzündungshemmende Wirkung besitzt, den Wassergehalt im Stuhl reguliert und Chlorophyll zuführt. Unterstützend ist auch die Einnahme von Grapefruitkernmehl oder Granatäpfeln, die eine gute Wirkung auf die Pilzelimination haben, falls Pilze in der Stuhlprobe nachgewiesen sind.

Als Fünftes erfolgt zuletzt die Einnahme eines Probiotikums. Die ca. zweiwöchige Nahrungsumstellung, Säuberung und Entgiftung des Darms dient gewissermaßen der Vorbereitung, um für die folgende Einnahme von zuträglichen Bakterien – die sogenannten Probiotika – sehr vorteilhafte Voraussetzungen zu einer erfolgreichen Ansiedlung zu schaffen.

Zur Stabilisierung und zur Wiedererlangung der Gesundheit sind wir auf eine physiologische Darmflora angewiesen. Mehrere hundert positive Bakterienstämme sind bekannt. Diese natürliche Darmflora halten die schädlichen Bakterien in Schach und sind immens wichtig für unser Immunsystem, unsere Psyche und für die Versorgung mit Vitaminen und Mikronährstoffen. Zusätzlich kann die Darmsanierung unterstützt werden durch mehr körperliche Bewegung, durch die Einnahme von pflanzlichen Bitterstoffen, durch Bürstenmassagen der Bauchmuskulatur oder durch Einläufe. Die Darmsanierung hat das Ziel, eine Fehlverdauung, ein gestörtes Mikrobiom, einen Energiemangel der Schleimhautzellen und eine gestörte Barrierefunktion zu normalisieren.

Dem Darm kommt somit eine Schlüsselrolle in der Gesundheit, in der Leistungsfähigkeit und in der Regeneration zu. Gestörte Darmverhältnisse können ein Zellenergie-Defizit-Syndrom bewirken, das in seinen Symptomen an ein ME/CFS (LCS) erinnert. Der Darm ist mit seinen vielfältigen positiven und negativen Auswirkungen auf den gesamten Organismus auch ein Paradebeispiel für ein absolut notwendiges systemisch vernetztes Denken und Handeln in der Medizin.

Physiotherapie nach der zellbiologischen Regulationstherapie

In der Behandlung von ME/CFS (LCS)-Patient:innen muss der Physiotherapie eine bedeutsame Rolle zugemessen werden. Sie darf nicht länger nur als eine mögliche Zusatztherapie angesehen werden, die ab und zu bei unterschiedlichen Beschwerden angewendet wird. Es gibt bereits physikalische Methoden, die sehr effektiv zur Aktivierung regenerativer Prozesse eingesetzt werden können. Die aktuelle Umsetzung weicht in der Praxis jedoch von diesen Erkenntnissen meist erheblich ab.

Bei ME/CFS (LCS)-Patient:innen muss selbstverständlich bei der körperlichen Belastung mit großer Sorgfalt vorgegangen werden. Hier gilt es, jede körperliche Überforderung zu vermeiden, da sie in einen lang andauernden Erschöpfungszustand führt. Das Wissen über die Systemische Belastungsintoleranz muss in die ambulante und in die stationäre Physiotherapie konsequent integriert werden. Nur so ist gewährleistet, dass das Prinzip des Pacing beachtet und umgesetzt wird. Pacing bedeutet: Der oder die Betroffene lernt körperliche Anstrengungen, die zu einer langanhaltenden Erschöpfung führen – Post-Exertional-Malaise (PEM) – zu vermeiden. Das Pacing kann zusätzlich zum subjektiven Empfinden des Patienten mit einer Pulsuhr und mit einem Schrittzähler überwacht und kontrolliert werden.

Die körperliche Belastung, die Regeneration und die kluge Einteilung der Energiereserven müssen dabei in einem engen Zusammenhang gesehen werden. Eine Post-Exertional-Malaise gilt es unbedingt zu vermeiden. Deshalb muss dringend darauf geachtet werden, dass bei ME/CFS (LCS)-Patient:innen die körperliche Belastung in der Physiotherapie mit großer Sorgfalt geplant und umgesetzt wird. Ansonsten droht diesen Patient:innen die erhebliche Gefahr einer massiven Verschlechterung ihres Zustandes. Oder anders ausgedrückt: Werden diese essenziellen, krankheitsspezifischen Besonderheiten nicht beachtet, dann kann sich der Zustand der ME/CFS (LCS)-Patient:innen durch eine falsche Vorgehensweise in der Physiotherapie erheblich verschlechtern und sie im Extremfall zum Pflegefall werden.

Die Muskelzellen produzieren bei körperlichen Belastungen ihr ATP zunächst aus der aeroben Energiegewinnung. Das bedeutet: Sie decken mithilfe von Sauerstoff den notwendigen ATP-Bedarf. Wird die körperliche Leistung weiter gesteigert, so wird ab einer gewissen Belastungsschwelle die sogenannte anaerobe Energiegewinnung hinzugeschaltet. Dabei wird Glukose zu Milchsäure vergoren, die Muskulatur übersäuert und erreicht rasch ihr Leistungsmaximum.

Den Zeitpunkt, an dem die Vergärung von Glukose zur zusätzlichen ATP-Gewinnung zugeschaltet wird, nennt man die aerob-anaerobe Schwelle. Diese kann gut durch eine Spiroergometrie oder durch die Laktatmessungen im Blut aus dem Ohrläppchen unter steigender Belastung bestimmt werden. Die aerob-anaerobe Schwelle ist ein zuverlässiger Parameter, um den individuellen aeroben Leistungsstand zu bestimmen, um ein Training zu steuern und um Fortschritte oder auch Rückschritte nach einer gewissen Verlaufszeit zu dokumentieren.

Vor dem Einstieg in ein körperliches Training gilt es dringend zu berücksichtigen, dass die Skelettmuskulatur von ME/CFS (LCS)-Patient:innen meist erhebliche negative Veränderungen aufweist. Durch die häufig längere Immobilität infolge der durchgemachten viralen Erkrankung und durch das ME/CFS (LCS) selbst kommt es oft zu verklebten und verfilzten Faszien, zu kontrakten Muskelfasern (Kontraktionsrückstände), zu einer latenten Übersäuerung und zu vermehrten Gelzuständen in der extrazellulären Matrix der Muskulatur. Deshalb muss eine Skelettmuskulatur in einem solch schlechten Zustand vor jedem Trainingsbeginn zuerst saniert werden. Es macht wenig Sinn, mit Muskelzellen, die unter einem ATP-Mangel leiden, ein Training zur Ausdauer oder zur Kräftigung zu beginnen. Man treibt damit die Muskelzellen in Not, ja, geradezu ins Elend. Hier sollte sinnvollerweise immer nach dem Grundsatz vorgegangen werden: »Erst sanieren, dann trainieren.« Diese zellbiologisch nachvollziehbare Forderung und Vorgehensweise muss nicht nur bei ME/CFS (LCS)-Patient:innen, sondern generell bei allen Patient:innen in der Trainingsplanung beachtet werden.

Was passiert in den Muskelzellen?

Eine Muskelzelle erhält über den motorischen Nerv das Signal zur Kontraktion, die daraufhin blitzschnell erfolgt. Im Anschluss daran benötigt sie jedoch ausreichend ATP, um wieder in den ursprünglichen entspannten Zustand zurückzukehren. Das Auflösen der Aktin-Myosin-Verbindungen und die Repolarisation der Zellmembranen nach der Kontraktion benötigt sehr viel ATP. Entgegen der weitläufigen Meinung benötigen die Muskelzellen deshalb ATP nicht für ihre Kontraktion, sondern für ihre Entspannung (Relaxation).

Steht nicht genügend ATP für die Rückführung der Muskelfasern in den entspannten Bereitschaftszustand zur Verfügung, so verharren diese in der Kontraktion. Solche kontrakten Muskelfasern werden als Kontraktionsrückstände oder als Triggerpunkte bezeichnet. Sie behindern den normalen Bewegungsablauf, sind schmerzhaft und schmälern die Leistungsfähigkeit. Vor jedem Training sollten deshalb sinnvollerweise alle Kontraktionsrückstände und Faszienverklebungen aufgelöst werden.

Diese Problematik betrifft natürlich alle Skelettmuskeln und somit auch die Atemmuskulatur. Bei ME/CFS (LCS)-Patient:innen ist diese nach einer langen Bettlägerigkeit oder nach einer maschinellen Beatmung oft von solchen negativen Veränderungen betroffen. Trotzdem werden in der Physiotherapie meist sofort Übungen zur Kräftigung der Atemmuskulatur durchgeführt, ohne vorherige Behebung von Kontraktionsrückständen und Faszienverklebungen.

Die Normalisierung der Mikrozirkulation und damit des Zellstoffwechsels in der Skelettmuskulatur und der Gleitfähigkeit der Faszien gelingt in der Regel rasch durch die biomechanische Stimulation nach Professor Vladimir Nazarov [24]. Steht diese Methode nicht zu Verfügung, so kann alternativ zum Beispiel eine osteopathische Behandlung, eine Bindegewebsmassage und zusätzlich eine Faszienmobilisation nach Rolfing durchgeführt werden. Auch für die Atemmuskulatur gilt das bereits erwähnte Prinzip: »Erst sanieren, dann trainieren.« Oder anders ausgedrückt: »Man schickt keine kranken Pferde ins Rennen.«

Die Physiotherapie benötigt in all ihren Bereichen dringend ein deutlich größeres biologisches Verständnis und mehr biologisch fundierte Therapiekonzepte. Sie darf nicht länger nur nach dem Reiz-Reaktion-Prinzip und der unspezifischen Stoffwechselsteigerung in der physikalischen Therapie vorgehen. Die Hoffnung, dass die Reizantwort oder der erhöhte Stoffwechsel in Richtung Gesundheit führen, geht oft nicht auf, das Ziel wird nicht erreicht. Dadurch kam es in der Physiotherapie zu einer erheblichen Methodenvielfalt und zum nahezu willkürlichen Einsatz der verschiedenen Methoden. Ein weiterer Nachteil ist, dass die Physiotherapie zu sehr symptomorientiert ist und dabei überwiegend auf die Reduktion von Schmerzen abzielt. Eine Symptomverbesserung bedeutet jedoch keinesfalls eine Gesundung.

Das primäre Ziel der Physiotherapie muss die Wiederherstellung der Gewebsgesundheit sein. Hierfür benötigt sie eine klar strukturierte Vorgehensweise, mit der sie die Selbstregulation in den krankhaft veränderten Geweben wieder in Gang bringt. Dazu sind Kenntnisse über die physiologische Wirkung der Muskelfasern auf die Mikrozirkulation und auf den Zellstoffwechsel dringend notwendig.

Gesunde Muskeln – saubere extrazelluläre Matrix

Die Muskulatur dient nicht nur zur sichtbaren und erlebten Bewegung, sondern auch zur Förderung des venösen und lymphatischen Abflusses in der Mikrozirkulation. Damit kommt ihr eine bisher wenig berücksichtigte erhebliche Bedeutung für die Reinigung der extrazellulären Matrix und für den Zellstoffwechsel zu. Diese Fakten sind seit Langem durch Forschungen belegt, jedoch in der Medizin und in der Physiotherapie bislang wenig bekannt.

Nach dem Wiener Neuropsychologen Hubert Rohracher weist die Skelettmuskulatur bei den Warmblütern – zu denen auch der Mensch gehört – permanent alternierende Kontraktionen von zwei bis drei Prozent ihrer Muskelfasern auf. Das führt an der Körperoberfläche zu einer andauernden Mikrovibration (minimale Erschütterung), die in Ruhe eine Frequenz von ca. 8 bis 12 Hertz und eine Amplitude von 0,1 bis 0,5 Millimeter aufweist. Diese andauernden, unbemerkten Kontraktionen von zwei bis drei Prozent der Muskelfasern in jedem Muskel des Körpers sind für die Körperwahrnehmung (Propriozeption), für die Aufrechterhaltung der Körpertemperatur (ca. 37 Grad) und für die Reinigung der extrazellulären Matrix notwendig [32].

Bei jeder Kontraktion einer Muskelfaser werden feinste venöse und lymphatische Kapillaren ausgepresst. Damit wird der venöse und lymphatische Rückfluss zum Herzen in Gang gesetzt und die extrazelluläre Matrix gereinigt. Nur wenn dieser Reinigungsprozess funktioniert, bleibt die extrazelluläre Matrix, der Diffusionsraum von der arteriellen Kapillare zu den Zellen, optimal durchgängig. Können Sauerstoff und Nährstoffe infolge einer verdichteten extrazellulären Matrix nicht zu den Zellen gelangen, so führt ein Sauerstoffmangel sofort zur Vergärung von Glukose zu Milchsäure. Die daraus resultierenden lokalen Übersäuerungen lösen Schmerzen aus und führen zur Aktivierung von Entzündungsmediatoren. Der zunehmende ATP-Mangel bewirkt vermehrt Kontraktionsrückstände in der Muskulatur, die ebenfalls Schmerzen verursachen. Starke Verfilzungen und Verklebungen der Faszien verstärken zusätzlich die Schmerzsymptomatik. Solche negativen Veränderungen werden meist von einer wenig bewegten und verspannten Muskulatur ausgelöst.

Die Wiederherstellung einer ausreichenden Versorgung der Muskelzellen mit Sauerstoff und Nährstoffen sowie die Mobilisierung der Faszien ist das Ziel des Physiotherapiekonzeptes nach der zellbiologischen Regulationstherapie. Durch dieses Konzept soll bei den Patient:innen als Erstes die Gewebsgesundheit wiederhergestellt werden.

Biomechanische Stimulation nach Nazarov

Im ersten Behandlungsschritt erfolgt mithilfe der biomechanischen Stimulation nach Nazarov die Aktivierung der Mikrozirkulation. Mit speziellen Therapiegeräten wird ein Schwingungseintrag in Längsrichtung der Muskulatur eingebracht, die dem natürlichen Muskelzittern entspricht. Das regt die physiologische Pumpfunktion der Muskulatur an, womit Milchsäure und Entzündungsmediatoren aus der extrazellulären Matrix ausgeleitet und der Zellstoffwechsel wieder normalisiert werden.

Im zweiten Therapieschritt erfolgt die Applikation von Wärme zur Verflüssigung von Gelzuständen in der extrazellulären Matrix und zur Steigerung des Zellstoffwechsels. Die Reihenfolge der Therapieschritte ist wichtig, da jede Erhöhung der Gewebstemperatur den Sauerstoffbedarf der Zellen enorm ansteigen lässt, weshalb die Mikrozirkulation vorab saniert werden muss.

In einem dritten Therapieschritt erfolgt eine zusätzliche Entsäuerung des betroffenen Gewebes durch Basenwickel, Basenganzkörper- oder Basenfußbäder.

Im vierten Therapieschritt erfolgt eine Mikrostromtherapie, mit Stromstärken, die den natürlichen Heilströmen entsprechen und die ATP-Produktion in den Zellen nachweislich enorm steigern.

Die Reihenfolge dieser einzelnen Behandlungsschritte der zellbiologischen Regulationstherapie (ZRT) entspricht dem natürlichen Ablauf beim Fieber: erst Schüttelfrost (Biomechanische Stimulation nach Nazarov), dann Fieber (Wärmeanwendung), dann Schweißausbruch (Basenanwendung) und dann körpereigene Heilströme (Mikrostrom).

Die Intention der zellbiologischen Regulationstherapie (ZRT) ist die Aktivierung der körpereigenen Regulationsvorgänge zur Wiederherstellung der Gewebsgesundheit. Damit ermöglicht diese Vorgehensweise eine ursächliche Therapie von vielen muskuloskelettalen Beschwerden, die durch Störungen der Mikrozirkulation und des Zellstoffwechsels hervorgerufen werden.

Die Zellbiologische Regulationstherapie (ZRT) ergibt für Ärzt:innen und Physiotherapeut:innen eine gemeinsame Sichtweise auf die Ursachen vieler Beschwerden. Das bedeutet, dass auf diese Weise ein gemeinsam getragenes Konzept, eine verständliche Kommunikation und ein klares Therapieziel im Verlauf der Therapie zum Wohle der Patient:innen ermöglicht werden.

Bei ME/CFS (LCS)-Patient:innen leistet die ZRT einen wertvollen Beitrag zur Normalisierung des Rhythmus der Muskulatur, zur Reinigung der extrazellulären Matrix und zur Verbesserung der Zellversorgung. Gerade bei Patient:innen, die sich häufig lange nicht ausreichend bewegen konnten, werden entscheidende körpereigene Regulationen durch die ZRT aktiviert und wieder in Gang gebracht: Die Selbstheilung wird wieder ermöglicht.

Da ME/CFS (LCS)-Patient:innen durch ihre Erkrankung und durch die Systemische Belastungsintoleranz in ihrer Belastbarkeit deutlich limitiert sind, ergibt sich durch die biomechanische Stimulation die Möglichkeit, die positiven Effekte der muskulären Aktivität, wie die Verbesserung der Mikrozirkulation, des Zellstoffwechsels und der Faszienmobilität zu erzielen, ohne den Patienten zu belasten. Die biomechanische Stimulation soll jedoch die Bewegung nicht ersetzen, sondern vor allem die Selbstregulation anregen und die Voraussetzungen zur Durchführung von körperlichen Aktivitäten verbessern.

Rehabilitationstherapie bei ME/CFS (LCS)

Im Verlauf der Corona-Pandemie waren selbst Ärzt:innen überrascht, dass nach einer akuten Covid-19-Infektion vermehrt Patient:innen über andauernde Beschwerden klagten wie chronische Müdigkeit, Kurzatmigkeit, verminderte Leistungsfähigkeit und viele weitere unspezifische Symptome. Diese Patient:innen gelten nach der akuten Covid-19-Infektion zwar offiziell als genesen, sie sind jedoch bei Weitem noch nicht wiederhergestellt.

In Publikationen von medizinischen Fachgesellschaften geht man davon aus, dass etwa 15 Prozent aller Covid-19-Patient:innen von lang andauernden Beschwerden betroffen sind. Bei bisher ca. 12 Millionen Genesenen nach Covid-19 muss deshalb in Zukunft mit nahezu zwei Millionen chronisch kranken Menschen gerechnet werden. Der größte Teil von ihnen wird früher oder später in eine stationäre oder ambulante Rehabilitation eingewiesen werden. Mit einer solch großen Anzahl von neuen »Long-Covid-Betroffenen« und dadurch mit einem neuartigen Krankheitsbild hatte in der Rehabilitation niemand gerechnet. Man konnte sich auf diese Entwicklung schlicht nicht vorbereiten. Diese unübersichtliche Situation hat mit dazu beigetragen, dass all diese Patient:innen vereinfach unter dem Einheitsbegriff »Long-Covid« eingeordnet wurden.

In Wirklichkeit treffen nach einer durchgemachten Covid-19-Infektion aber sehr unterschiedliche Patient:innen in den Rehabilitationskliniken ein. Manche haben nach einem langen Aufenthalt auf der Intensivstation noch deutliche Nachwirkungen, sehen schwer krank aus und leiden aufgrund erheblicher Lungenschäden unter starker Atemnot. Bei anderen bestehen seit Jahren vielfältige chronische Krankheiten, sodass sie nach einem meist schwereren Verlauf und vielen Medikamenten eine längere Zeit für ihre Regeneration benötigen. Wieder andere – meist jüngere Patient:innen mit einem recht milden Verlauf – sehen äußerlich nahezu gesund aus, leiden jedoch unter der sehr ausgeprägten Symptomatik eines Long-Covid-Syndroms, das dem ME/CFS entspricht. Aus diesem Grund ist es in der Rehamedizin dringend notwendig, bei den unterschiedlichen »Long-Covid-Patient:innen« zunächst eine Differenzierung nach den Ursachen der andauernden Beschwerden vorzunehmen. Denn nur so können sinnvolle und wirksame Therapiepläne erstellt werden.

Rehabilitieren bedeutet wörtlich übersetzt, »wieder fähig gemacht zu werden«. Das offiziell definierte Ziel der medizinischen Rehabilitation ist, die Leistungsfähigkeit der Patient:innen zu verbessern, damit diese wieder ins Berufsleben oder in den selbstbestimmten Alltag zurückkehren können. Um dieses Ziel zu erreichen, erwartet man in der Rehabilitation von den Kranken, dass sie sich nach dem Motto »fördern durch fordern« körperlich und geistig aktiv einbringen.

Für ME/CFS (LCS)-Patient:innen ist eine solche Vorgehensweise jedoch wenig hilfreich und sogar gefährlich. Bei ihnen ist der Grat zwischen dem Fordern, dem Überfordern und einer Verschlechterung ihrer gesundheitlichen Situation sehr schmal. Die Behandlung der ME/CFS (LCS)-Patient:innen erfordert spezielle Kenntnisse und Erfahrungen, die bisher meines Erachtens in den Rehakliniken noch weitgehend fehlen.

Diese Patient:innen dürfen auf keinen Fall überfordert oder vermehrten Stresseinflüssen ausgesetzt werden. Bereits der sofortige Beginn der Behandlungen und die sehr hohe Behandlungsdichte in den Rehabilitationskliniken stellt für nahezu alle Patient:innen eine erhebliche, andauernde Stressbelastung dar. In früheren Zeiten mussten die Patient:innen nach der Anreise in den Sanatorien erst einmal zu Ruhe kommen und sich entspannen. In den heutigen Rehakliniken dagegen beginnt das diagnostische und das therapeutische Programm sofort nach dem Eintreffen. Diese veränderte Vorgehensweise ist nicht das Resultat von medizinischen Begründungen, sondern von der Forderung der Kostenträger nach einem unverzüglichen Diagnostik- und Therapiebeginn. Weiterhin wird von den Rehakliniken gefordert, täglich eine große Anzahl Einzel- und Gruppentherapien, Vorträge und Schulungen anzubieten. Das führt bei den Rehapatient:innen zu einer erheblichen Termindichte.

Der sofortige Behandlungsbeginn und die hohe Therapiedichte werden als Kriterien zur Bewertung der Qualität einer Rehaklinik herangezogen. Somit kann keine Rehaklinik diese Kriterien missachten, ohne ihre Belegung durch eine mangelnde »Qualität« zu gefährden.

Für die medizinische Behandlung in der Rehabilitation ist es äußerst sinnvoll, sich einige Aspekte aus der Vorgehensweise der Sanatorien im Vergleich mit der modernen Rehamedizin anzusehen.

Sanatorium versus Rehaklinik

Das Wort Sanatorium leitet sich vom Lateinischen »sanare« ab. Das bedeutet übersetzt: heilen, gesund machen. Zu dieser Behandlungsphilosophie gehören eine gesunde Ernährung, angepasste körperliche Bewegung, reine Luft, lokale Klimareize, Kneipp-Anwendungen, Massagen, physikalische Anwendungen usw. Ein weiterer wichtiger Aspekt ist dabei, dass der Patient oder die Patientin erst einmal in Ruhe ankommen und sich entspannen soll. In den Behandlungsplänen der Sanatorien wird somit die Erkenntnis berücksichtigt, dass nur im parasympathischen Zustand ein aufbauender (anaboler) regenerativer Stoffwechsel in Gang gesetzt wird. Oder umgekehrt: Unter andauerndem Stress (Sympathikusaktivierung) ist eine Regeneration und damit eine Heilung nicht möglich. Das Therapieziel der Sanatorien ist also die Heilung der Patient:innen.

In den heutigen Rehakliniken erschwert die möglichst hohe Therapiedichte – die vor allem die Kostenträger zufriedenstellen soll – die Heilung. Deshalb sollte das vorherrschende Motto in der Rehabilitation »viel hilft viel« rasch korrigiert werden. Die biologischen Prinzipien der Regeneration und der Heilung müssen in der Rehabilitation dringend ihre Berücksichtigung finden. Denn die Wiedererlangung der körperlichen und geistigen Leistungsfähigkeit basiert auf gut versorgten, intakten Zellen und einem gesunden Organismus. Schlecht versorgte Muskel- oder Nervenzellen sind keine gute Voraussetzung für ein Funktionstraining in der Rehabilitation. Für alle Reha-Patient:innen mit ihren Funktionseinbußen – und somit auch für die Kostenträger (Sozialversicherungen) – ist eine erfolgreiche Rehabilitation äußerst wichtig. Zu dem bisherigen Rehabilitationsziel »Wiedereingliederung in das Erwerbsleben und in den selbstbestimmten Alltag« gehört deshalb auch das Therapieziel: »Wiedererlangung der Gesundheit«.

Zusätzlich darf die zunehmend hohe Anzahl an ME/CFS (LCS)-Patient:innen durch die Unwissenheit über ihre Krankheit und vor allem über die Systemische Belastungsintoleranz nicht länger gefährdet werden. Dazu passt folgendes Zitat von Dr. Paul Cheney, ME/CFS-Forscher und Arzt (Kommentar auf der »Invest in ME/CFS«-Konferenz im Mai 2010): »Die ganze Idee, dass man Kranke wie diese nehmen und sie durch Training gesund machen kann, ist Unsinn. Es ist Wahnsinn.«

Dieses Problem betrifft nicht nur die Rehabilitation selbst, sondern bereits auch deren Einleitung. So berichtete mir eine ME/CFS (LCS)-Patientin, die kaum stehen und gehen kann, dass sie von ihrer Krankenversicherung schriftlich mit viel Druck aufgefordert wurde, sich unverzüglich in eine Rehaklinik zu begeben. Und das, obwohl bei ihr absolut keine Reha-Fähigkeit vorliegt. Wird sie der Aufforderung der Krankenversicherung jedoch nicht Folge leisten, so wird das Krankengeld – das eigentlich 78 Wochen ausbezahlt werden muss – bereits nach fünf Monaten gestrichen. Solche katastrophalen Probleme müssen den ME/CFS (LCS)-Patient:innen in Zukunft dringend erspart werden.

Das Burnout-Syndrom und chronische Müdigkeit

Sinngemäß übersetzt bedeutet Burnout: ausgebrannt sein. Patient:innen, die unter einem Burnout-Syndrom leiden, klagen, ebenso wie ME/CFS (LCS)-Patient:innen, über eine anhaltende Müdigkeit und einen erheblichen Leistungsabfall. Die Zusatzbezeichnung »Syndrom« weist beim Burnout gleichfalls auf ein Bündel vielfältiger, begleitender Symptome hin. Es findet sich eine erhebliche Übereinstimmung vom Burnout-Syndrom mit dem ME/CFS (LCS), aber keineswegs eine vollständige. Auf Grund der großen Ähnlichkeit dieser beiden Erkrankungen ist man geneigt, sie wie »zweieiige Zwillinge« anzusehen: sehr ähnlich, aber nicht gleich. Aus diesem Grund ist das Burnout-Syndrom in der medizinischen Praxis die häufigste Fehldiagnose für das ME/CFS (LCS).

Burnout-Patient:innen berichten über ihr Befinden ebenfalls recht bildhaft: »Meine Batterien sind leer, ich habe keine Kraft, nichts geht mehr.« Das rührt daher, dass ein Mangel an ATP selbstverständlich gleichartige Beschwerden hervorruft. In den auslösenden Ursachen für den jeweiligen ATP-Mangel und vom Verlauf her unterscheiden sich diese beiden Erkrankungen jedoch erheblich. Das Burnout-Syndrom tritt infolge einer lang andauernden privaten oder beruflichen Überforderung auf. Das ME/CFS (LCS) tritt dagegen in der Regel nach einer Virusinfektion (postviral) auf. Vom Burnout-Syndrom sind demnach Menschen betroffen, die großen beruflichen oder privaten Belastungen ausgesetzt sind. Nichts war ihnen zu viel, in ihrem beruflichen oder sozialen Engagement gingen sie weit über ihre Grenzen hinaus. Doch irgendwann konnten sie nicht mehr: Sie waren »ausgebrannt« und wurden krank.

Bei Burnout-Patient:innen kippt irgendwann in den Körperzellen das Gleichgewicht von Energieverbrauch und Energiebildung. In den Zellen wird, vereinfacht ausgedrückt, über längere Zeit mehr ATP verbraucht als nachgebildet. Dadurch geraten diese Patient:innen zunehmend in ein Zellenergie-Defizit-Syndrom und somit in eine schwere körperliche und geistige Erschöpfung. Sie

»können nicht mehr« und verspüren innerlich eine Leere und Schwäche. Ein solcher Zusammenbruch äußert sich in einer chronischen Müdigkeit, Antriebslosigkeit, Reizbarkeit, depressiver Verstimmung und in zusätzlich vielen weiteren unspezifischen Symptomen wie Störungen des Herz-Kreislauf-Systems, des Schlafs, der Verdauung oder der Licht- und Lärmempfindlichkeit.

In Deutschland sind nach Schätzungen bereits über zehn Millionen Menschen von einem Burnout-Syndrom betroffen oder stehen kurz davor. Das Burnout-Syndrom ist somit mittlerweile einer der häufigsten Gründe für eine Arbeitsunfähigkeit oder für eine Frühberentung. Für Betriebe wurde dies zu einem großen Problem, denn am Arbeitsplatz fallen die Patient:innen über mehrere Wochen, Monate oder sogar ganz aus. Deshalb wurden die Arbeitgeber:innen nach dem Arbeitsschutzgesetz verpflichtet, regelmäßig eine Gefährdungsbeurteilung für psychische Belastungen durchzuführen.

Der Krankheitsbegriff Burnout-Syndrom wurde im Jahr 1975 von dem amerikanischen Psychiater Herbert F. Freudenberg in die Medizin eingeführt. Er beschrieb erstmalig die Auslösung dieser Erkrankung durch längerfristige private oder berufliche Überforderungen. Im internationalen Diagnoseschlüssel – Klassifikation zur Verschlüsselung der Diagnosen – wurde das Burnout-Syndrom unter Z73 eingeordnet: »Probleme mit Bezug auf Schwierigkeiten bei der Lebensbewältigung.« Aus diesem Verständnis heraus entwickelte sich in der Folgezeit eine überwiegend psychologisch ausgerichtete Therapie des Burnout-Syndroms. Die therapeutischen Empfehlungen lauteten deshalb vor allem: »Kürzer treten, entspannen, psychologische Beratung, das Leben neu ordnen und bei Bedarf Psychopharmaka.« Körperliche Veränderungen in der Verursachung dieser Erkrankung wurden in der Medizin lange nicht in Betracht gezogen.

Die Kernfrage zum Verständnis des Burnout-Syndroms ist: Was verändert sich durch den chronischen Stress im Körper zum Negativen auf dem Weg in das Burnout-Syndrom?

Ursache und Wirkung
Chronischer Stress und das Burnout-Syndrom sind untrennbar miteinander verbunden. Am Anfang steht eine chronische Stressbelastung infolge von beruflichen oder privaten Überforderungen. Diese führt zu einer andauernden Sympathikusaktivierung – Vorbereitung zu Flucht oder Kampf –, die den Betroffenen permanent auf Leistung und damit auf Energieverbrauch einstellt. Nach jeder Anstrengung sollte regelmäßig der Parasympathikus, der sogenannte Erholungsnerv aktiv werden. Vor allem nachts muss die Aktivität des Parasympathikus im vegetativen Nervensystem überwiegen, um die Energiebildung und die Regeneration zu ermöglichen.

Bei chronisch gestressten Menschen kommt jedoch der Parasympathikus auch nachts nicht zum Zug. Die Sympathikusaktivität überwiegt Tag und Nacht die Parasympathikusaktivität. In der Erfahrungsheilkunde spricht man bei einer solchen Regulationsstörung im vegetativen Nervensystem von einer sympathikotonen Starre. In diesem Zustand wird dauerhaft mehr Energie verbraucht als neu gebildet, und dies führt letztlich in ein Zellenergie-Defizit-Syndrom. Eine sympathikotone Starre lässt sich sehr gut mit einer Messung der Herzratenvariabilität (HRV) feststellen und damit auch objektivieren.

Der Sympathikus steht für Leistung und Energieverbrauch, der Parasympathikus für Ruhe und einen erholsamen Schlaf, der neue Kraft und Energie spendet. Der Mensch benötigt beides: Aktivität und Ruhe, um die »Batterien wieder aufzuladen«. Auf dem Weg in diese Krankheit verändert sich im Körper also einiges. In den Körperzellen entsteht durch einen ATP-Mangel im Laufe der Zeit ein Zellenergie-Defizit-Syndrom.

Im Moment wird die Diagnose eines Burnout-Syndroms jedoch fast ausschließlich durch Fragebögen und Selbstberichte erstellt. Das sind keine objektiven Befunde, was zu einer gewissen Unsicherheit bei ihrer Interpretation und Auswertung führt. Oft entstehen in der Praxis Zweifel, ob das Ausmaß der Erkrankung wirklich so schlimm ist. Den Betroffenen wird nicht selten das Gefühl vermittelt: »Sie sollten sich doch etwas zusammennehmen und sich nicht so anstellen.« Auch wird ihnen schon mal unterstellt, sich nur in die »Modeerkrankung Burnout« zu mogeln, da sie besser klingt als eine Depression. So kommt es auch bei Burnout-Syndrom-Patient:innen ähnlich wie beim ME/CFS (LCS)-Patienten recht häufig zu einer Stigmatisierung der Betroffenen.

Schwierige Diagnostik

Es ist bekannt, dass die chronische Ausschüttung von Stresshormonen eine Reihe messbarer körperlicher Störungen wie einen hohen Blutdruck, eine diabetische Stoffwechsellage oder ein schwaches Immunsystem hervorruft. Für das Burnout-Syndrom selbst mit seinen vielfältigen Symptomen gibt es jedoch in der üblichen Diagnostik noch keine beweisenden Laborwerte oder feststellbaren Organschäden. Auch hier führen die regelmäßig empfohlenen Facharztkonsultationen in der Regel zu keiner ursächlichen Erklärung und zu keiner organischen Diagnose. Alles scheint auf körperlicher Ebene intakt zu sein. Das Zellenergie-Defizit-Syndrom rutscht einfach durch das übliche Raster der Diagnostik. Mittlerweile können im Labor jedoch ein ATP-Mangel und weitere für den Burnout wichtige Laborwerte wie das Cortisol-Tagesprofil im Speichel und im Serum Adrenalin, Noradrenalin, Serotonin und Dopamin sehr wohl bestimmt werden.

Würde man die bereits mögliche Diagnostik nutzen – einen ATP-Mangel nachzuweisen –, so wären viele Unklarheiten und auch die häufige Stigmatisierung der Patient:innen beseitigt. In der gängigen Praxis wird die Diagnostik auf ein Zellenergie-Defizit-Syndrom jedoch nicht durchgeführt. Deshalb gibt es für Burnout-Syndrom-Patient:innen bis heute kaum Vorschläge oder Hinweise für eine begleitende körperlich (somatisch) ausgerichtete Therapie.

Es gibt jedoch nicht nur eine Psycho-Somatik, sondern auch eine Somato-Psyche. Das Stressempfinden beginnt im Kopf und endet in der extrazellulären Matrix und letztlich in der Zelle. Deshalb ist es auch für die Burnout-Syndrom-Patient:innen empfehlenswert, sich in ihrer Behandlung ebenfalls an dem ganzheitlich-systembiologischen Therapiekonzept zu orientieren. Neben den geläufigen Entspannungsmethoden sollte ein besonderes Augenmerk auf die Mikronährstoffe gerichtet werden. Bei chronischem Stress steigt der Verbrauch an B-Vitaminen, Vitamin E, Magnesium, Zink, Selen und Vitamin C stark an. Entscheidend ist aber die Abgrenzung vom Burnout-Syndrom zu einem ME/CFS (LCS). Diese zwei völlig unterschiedlich ausgelösten Erkrankungen benötigen trotz einiger Gemeinsamkeiten zum Teil deutlich unterschiedliche Vorgehensweisen in der Therapie und in der sozialmedizinischen Beurteilung.

Forschungen und Studien zu ME/CFS (LCS)

Trotz der weltweit fast zwanzig Millionen ME/CFS-Patient:innen wurde dieses Leiden kaum erforscht. Auch von politischer Seite wurde die Forschung trotz der immensen sozialmedizinischen Bedeutung des ME/CFS bisher nicht gefördert. Aus diesem Grund stellte die Bundestagabgeordnete Frau Dr. Martina Bunge am 26.02.2013 eine Anfrage zur Versorgungssituation, zur Frühberentung und zur Pflegebedürftigkeit der ME/CFS-Patient:innen an die damalige Bundesregierung. Die Antwort war kurz und bündig, der Kernsatz lautete: Die Regierung unterstütze keine krankheitsspezifischen Forschungen.

Doch ausgerechnet das neu aufgetretene Long-Covid-Syndrom brachte frische Hoffnung für die ME/CFS-Patient:innen. So berichtete das deutsche Ärzteblatt vom 21.06.2021, dass das Bundesministerium für Gesundheit von den Bundesländern aufgefordert wurde, eine Auftaktkonferenz mit allen relevanten Akteur:innen zu organisieren, um so ein Gesamtbild über das Syndrom Long-Covid zu bekommen. Daraus solle ein Aktionsplan entwickelt werden, um medizinische Fachberufe zu informieren, spezielle Einrichtungen zur Versorgung von Long-Covid-Patient:innen aufzubauen, Forschungen über Long-Covid zu bündeln und Selbsthilfegruppen für Long-Covid-Patient:innen zu fördern. All diese Vorhaben und Aktionen hatten sich ME/CFS-Patient:innen schon seit Langem gewünscht.

ME/CFS und das Long-Covid-Syndrom (LCS) sind eine identische postvirale Erkrankung, und für diese einheitliche Patientengruppe muss endlich insgesamt besser gesorgt werden. Sie darf auf keinen Fall auseinanderdividiert und gegeneinander ausgespielt werden. Vor allem muss dringend darauf geachtet werden, dass die ME/CFS-Patient:innen nicht von den LCS-Patient:innen gesondert betrachtet und erneut wieder vernachlässigt werden.

Die fatale »Pace-Trial-Studie«

In der Regel stützen Ärzt:innen ihre therapeutische Vorgehensweise auf Studien. Für die Therapie des ME/CFS (LCS) gab es aber bislang nahezu keine und vor allem keine überzeugenden Studien, auf die man hätte zurückgreifen können. In den vergangenen Jahrzehnten wurden überwiegend psychologisch ausgerichtete Studien zur Krankheitsbewältigung und zur Verhaltenstherapie bei ME/CFS-Patient:innen durchgeführt. Am bekanntesten ist die im Jahre 2011 im *Lancet* publizierte »Pace-Trial-Studie«, die von drei Psychiatern geleitet wurde.

Über vier Jahre wurden bei 641 vermeintlichen CFS-Patient:innen die Wirkung einer kognitiven Verhaltenstherapie und eines ansteigenden körperlichen Bewegungstrainings untersucht. In der kognitiven Verhaltenstherapie wird versucht, den Patient:innen die Angst vor ihrer Erkrankung zu nehmen und sie zu lehren, besser mit ihr umzugehen. Durch das ansteigende körperliche Bewegungstraining soll die körperliche Energie und Fitness gestärkt werden. Nach den Studienleitern ergab die Verhaltenstherapie einen Erfolg von 59 Prozent und das ansteigende körperliche Bewegungstraining einen von 61 Prozent. Nach der persönlichen Einschätzung der Studienleiter wurden sogar 30 Prozent der Teilnehmer wieder ganz gesund. Der Erfolg dieser beiden Methoden erschien beeindruckend, insbesondere da es bisher keine erfolgversprechende Therapie für das ME/CFS gab. Das Ganze war jedoch nur ein Scheinerfolg mit gravierenden negativen Auswirkungen für die ME/CFS-Patient:innen. Zu dieser »Pace-Trial-Studie« hielten Dr. David Tuller und Prof. Brian Hughes auf einer Veranstaltung in Belfast 2018 ein Seminar unter dem Titel: »Einer der größten Skandale des 21. Jahrhunderts.« Was war in dieser Studie falsch gelaufen?

Die Kriterien zur Aufnahme von Patient:innen waren in dieser Studie viel zu weit gefasst. Dem Urteil der Kritiker zufolge wurden neben ME/CFS-Patient:innen auch Patient:innen mit Depressionen, Angststörungen und Stimmungsschwankungen in die Studie aufgenommen. Demnach handelte es sich bei den Untersuchten um eine Mischung von Patient:innen mit verschiedenen Krankheitsbildern. Weiterhin wurden keine objektiven Messparameter wie zum Beispiel eine ATP-Messung in den Leukozyten, eine Spiroergometrie usw. erhoben, sondern die Therapiefortschritte wurden lediglich nach einer Selbsteinschätzung festgehalten.

Fatalerweise galt das Ergebnis der »Pace-Trial-Studie« jedoch sehr lange als wissenschaftliche Empfehlung für die Therapie von ME/CFS-Patient:innen. Erschwerend kam hinzu, dass diese wissenschaftliche Empfehlung zeitweise sogar in die Leitlinien aufgenommen wurde. Durch die ME/CFS-Selbsthilfegruppen ist bekannt, dass ME/CFS-Patient:innen damals mehrfach aufgefordert wurden, sich auf diese Weise leitliniengerecht behandeln zu lassen. Im Verweigerungsfall würden ihnen das Krankengeld oder andere Sozialleistungen gekürzt werden. ME/CFS-Patient:innen wurden demnach von Sozialversicherungsträgern genötigt, sich einer Therapie zu unterziehen, die sie selbst als schädlich einstuften und die ihnen nachweislich tatsächlich vielfach schadete.

Mittlerweile ist die »Pace-Trial-Studie« wissenschaftlich absolut diskreditiert, da sie viele methodische Schwächen aufzeigt. Aus den Leitlinien wurden die daraus resultierenden Empfehlungen entfernt. Die Studie wird heute öfter als Lehrbeispiel herangezogen, wie man keine Wissenschaft betreiben darf. Trotz aller Richtigstellungen hält sich die falsche Schlussfolgerung jedoch immer noch in vielen Köpfen und beeinflusst bis heute weltweit die Behandlung und den Umgang mit ME/CFS (LCS)-Patient:innen in einer gefährlichen Weise.

Wegweisende aktuelle Studien

Eine 2020 an der Fernuniversität Hagen durchgeführte Studie von Laura Fröhlich zur »Stigmatisierung von Menschen mit ME/CFS« [14] zeigt auf, wie dringlich die Klärung der körperlichen Veränderungen beim ME/CFS ist. Befragt wurden 499 durchschnittlich 47 Jahre alte ME/CFS-Patient:innen, welche die kanadischen Konsenskriterien erfüllten und nach stärkeren Belastungen ein Post-Exertional-Malaise (PEM) von über 14 Stunden aufwiesen. Die Studie ergab: Je stärker die Patient:innen den Eindruck hatten, dass ihr soziales und medizinisches Umfeld ME/CFS als selbstverschuldet und selbstveränderbar einschätzte, umso höher empfanden sie die Stigmatisierung und umso schlechter ging es ihnen. Dieses Ergebnis weist eindringlich darauf hin, wie notwendig die Aufklärung der körperlichen Ursachen von ME/CFS ist.

Auch praktische Erfahrungen führen zu Studien. So wurde in Norwegen ein ME/CFS-Patient vor ca. zehn Jahren wegen einer Leukämie-Erkrankung mit Rituximab behandelt. Durch diese Therapie besserten sich überraschenderweise die Symptome seines ME/CFS. Dieser zufällig entdeckte Therapieeffekt – Rituximab vermindert die Bildung von Autoantikörpern – weckte die Hoffnung, durch die Gabe von Rituximab eine Verbesserung bei ME/CFS-Patient:innen zu erreichen. So führte man im Jahre 2011 eine Studie mit der Verabreichung von Rituximab bei 30 ME/CFS-Patient:innen durch. Bei etwa zwei Dritteln der Teilnehmer:innen kam es zu einer Besserung der Beschwerden. Eine nachfolgende, deutlich größer angelegte Studie führte jedoch zu keinerlei positiven Ergebnissen, sodass dieser Therapieansatz wieder aufgegeben wurde.

Eine wichtige und wegbereitende Studie wurde 2007 von der Immunologin Nancy Klima von der Nova Southern University Florida publiziert. Sie fand in ihren Arbeiten heraus, dass in den Mitochondrien von ME/CFS-Patient:innen zu wenig Sauerstoff und Glukose ankommen. Ein solcher Mangel führt zu einer Verminderung der ATP-Produktion, sodass alle Zellen gewissermaßen nur noch auf Sparflamme funktionieren. Klimas Erkenntnisse sind ein konkreter Hinweis auf ein Zellenergie-Defizit-Syndrom bei ME/CFS-Patient:innen.

Im *Journal of Clinical Investigation Insight* veröffentlichten Oystein Fluge et al. am 22. Dezember 2016 eine Studie, die ebenfalls auf eine Störung der mitochondrialen Energiebildung hinweist. Sie verglichen die Funktion der Pyruvatdehydrogenase (PDH) von 200 ME/CFS-Patient:innen mit 100 gesunden Probanden. Dabei konnten die Forscher nachweisen, dass die Pyruvatdehydrogenase von ME/CFS-Patient:innen in ihrer Funktion deutlich vermindert war. Das Enzym PDH spielt in der ATP-Produktion der Zellen eine zentrale Rolle. Eine eingeschränkte Aktivität der PDH führt zu einem ATP-Defizit und durch das Ausweichen auf die Glukosevergärung zu einer gleichzeitig erhöhten Milchsäureproduktion.

Von einer erhöhten Milchsäureproduktion bei ME/CFS-Patient:innen berichtete ebenfalls Prof. Garry Scroop vom Royal Hospital in Adelaide am 7. November 2004. Seine Arbeitsgruppe fand heraus, dass bei gleicher Belastung ME/CFS-Patient:innen im Vergleich zu gesunden Probanden vermehrt Glukose über die Vergärung zu Milchsäure abbauen. Zum Teil wurden bei den ME/CFS-Patient:innen sehr hohe Werte an Milchsäure gemessen, die rasch zu einer Erschöpfung führen und Muskelschmerzen auslösen.

Der Mikrobiologe Dr. Bhupesh Prusty von der Universität Würzburg vermutet, dass es im Rahmen einer Covid-19-Infektion oder auch anderer Virusinfektionen zu einem Angriff von Viren auf die Mitochondrien kommt. Dabei hat er speziell das Herpesvirus 6 im Verdacht, das die Mitochondrien angreifen soll. Er geht davon aus, dass Infektionen mit anderen Viren – wie zum Beispiel Covid-19 – schlummernde Herpesviren aktivieren. Dadurch werden die Mitochondrien geschädigt und in ihrer Energiebildung gestört. In seinen immer noch laufenden Studien nimmt Prusty ME/CFS (LCS)-Patient:innen Blut ab und gibt das Serum in eine Petrischale, in der sich gesunde menschliche Zellen befinden. In der Folge produzieren die gesunden Zellen weniger ATP. Dadurch vermutet Prusty, dass ein bisher unbekannter Faktor im Blut von ME/CFS (LCS)-Patient:innen die mitochondriale Energiebildung zu drosseln scheint.

In Untersuchungen an der Charité wurde herausgefunden, dass die Blutgefäße von ME/CFS-Patient:innen nicht so flexibel auf

Druckveränderungen reagieren wie die Blutgefäße von gesunden Probanden. Nach einer Stauung der Blutgefäße mit einer Druckmanschette erweiterten sich die Gefäße der ME/CFS-Patient:innen nicht so schnell wie bei den Gesunden. Frau Dr. med. Patricia Grabowski sieht darin einen Hinweis, dass auch Veränderungen in den Blutgefäßen beim ME/CFS eine Rolle spielen. Damit könnte die fehlende Anpassung der Durchblutung in der Muskulatur und im Gehirn bei ME/CFS-Patient:innen unter körperlicher Belastung erklärt werden.

Im Mai 2021 berichtete ein Forscherteam des Max-Planck-Zentrums für Physik und Medizin in Erlangen von seinen Ergebnissen mit einer neu entwickelten »Echtzeit-Verformungszytometrie«. In dieser werden Blutzellen durch einen engen Kanal geschossen und von einer Hochgeschwindigkeitskamera fotografiert. Auf diese Weise können bis zu 1000 Blutzellen pro Sekunde nach Form und Größe beurteilt werden. Beim Durchtritt durch den engen Kanal strecken sich normalerweise die Erythrozyten (roten Blutzellen) und die Leukozyten (weiße Blutzellen). Die Forscher stellten bei den Erythrozyten und Leukozyten von akuten Covid-19- und Long-Covid-Patient:innen deutliche Veränderungen in der Größe und der Verformbarkeit fest. Professor Guck berichtete: »Bei der Untersuchung haben wir deutliche und langanhaltende Veränderungen der Blutzellen messen können, sowohl während einer akuten Covid-19-Infektion und auch noch danach.« Diese Veränderungen waren zum Teil bis zu sieben Monate nach einer Covid-19-Infektion zu sehen. Die Erythrozyten – die den Sauerstoff transportieren – verlieren ihre Flexibilität, die es ihnen ermöglicht, durch feinste Kapillaren hindurchzukommen. Damit könnte man – nach einer Mitteilung des Max-Planck-Instituts – die bislang bekannten Symptome bei anhaltenden Beschwerden nach einer Covid-19-Infektion wie Konzentrationsstörungen, Atemnot, Müdigkeit sowie den Verlust des Geschmacks- und Geruchssinns erklären.

Prof. Ronald Davis, Biochemiker und Genetiker von der Stanford University in Kalifornien, vermutet, dass eine bisher unbekannte Substanz den Stoffwechsel in den Zellen und in den Mitochondrien und somit die ATP-Produktion behindert. Seit Jahren forscht er zusätzlich intensiv nach einem Bluttest, um das Vorliegen von ME/CFS beweisbar zu machen. Professor Ronald Davis, dessen Sohn nach einer viralen Infektion von einer sehr schweren Verlaufsform des ME/CFS betroffen ist, nennt das ME/CFS die »letzte wichtige Erkrankung, über die wir fast nichts wissen«.

Aufgrund des großen Leids der ME/CFS (LCS)-Patient:innen ist es deshalb dringlich, neue innovative Behandlungen – wenn sie nachweislich nicht schaden – einzusetzen und auszuwerten. Dabei dürfen jedoch therapeutische Maßnahmen, wie zum Beispiel die Hyperbare Sauerstofftherapie, nicht sofort unter dem Vorwand der fehlenden wissenschaftlichen Evidenz abgeblockt werden. Es sollte nicht vergessen werden, dass es in der Medizin häufig durch Erfahrungsberichte zu vielen wesentlichen Fortschritten kam. Die Medizin ist nicht nur eine Wissenschaftsmedizin, sondern auch eine Erfahrungsmedizin.

Notwendige Veränderungen und hoffnungsvolle Perspektiven

Florence Nightingale und Saranda T. wurden nach ihren jeweiligen Viruserkrankungen nie wieder richtig gesund. Bei beiden hatte sich das Leben dramatisch zum Negativen verändert. Vor dem gleichen schwerwiegenden Schicksal stehen heute immer noch die Patient:innen, die ebenfalls ein postvirales Erschöpfungssyndrom erleiden, das mittlerweile als ME/CFS bezeichnet wird.

Klagt ein Patient: »Andauernd bin ich erschöpft und habe das Gefühl, meine Akkus sind leer und laden sich nicht mehr auf«, so ist das zunächst keine psychogene Störung, sondern ein deutlicher und ernst zu nehmender Hinweis auf ein Zellenergie-Defizit-Syndrom. Diesem Patienten drohen mit der Zeit schwerwiegende Erkrankungen oder er befindet sich bereits in einer manifesten Erkrankung. In jedem Fall sind diese Klagen ernst zu nehmen und auf körperliche Ursachen hin rasch abzuklären.

Im Zusammenhang mit dem Zellenergie-Defizit-Syndrom ist das ME/CFS eine besonders schwere und sehr komplexe Erkrankung. In der medizinischen Praxis ist sie noch viel zu wenig bekannt und wird viel zu spät diagnostiziert. Das typische Merkmal für das ME/CFS ist die Systemische Belastungsintoleranz. Diese schwerwiegende und ungewöhnliche körperliche Reaktion der ME/CFS-Patient:innen muss in der medizinischen Praxis dringend bekannter und im Vergleich zur chronischen Müdigkeit mehr in den Vordergrund gerückt werden. Die Systemische Belastungsintoleranz weist viel schneller auf die Diagnose eines ME/CFS hin und schützt durch ihre Beachtung im Therapieverlauf die Betroffenen vor schädigenden Therapien.

Seit Langem wird von Patient:innen immer wieder eindringlich auf bestehende Missstände beim ME/CFS hingewiesen. Was die beiden folgenden Beispiele deutlich aufzeigen:

Ein Leserbrief auf den *Spiegel*-Artikel (Nr. 31/2021) »Long Covid – Das bin nicht mehr ich« schildert sehr treffend einige Probleme: »Es wäre schön gewesen, wenn Sie in diesem Artikel auf die extrem auffälligen Parallelen zum Chronischen Erschöpfungssyndrom (CFS) hingewiesen hätten, an dem in Deutschland aktuell 250 000 Menschen leiden. Diese oft sehr schwerwiegend beeinträchtigende Krankheit gibt es schon seit vielen Jahren. Leider hat sie es ohne Covid weder zu medialer Aufmerksamkeit noch zu Forschungsgeldern gebracht. Das Leiden dieser Menschen verläuft in der Tat still und ist meist nicht einmal als echte Krankheit anerkannt. Zu Wirkungsmechanismen und zu Ursachen gibt es zwar viele Theorien, beide sind aber immer noch unklar. Auffällig ist, dass CFS sehr häufig zeitgleich auf eine Viruserkrankung folgt. Deshalb sollten wir nicht nur Long Covid anerkennen, sondern endlich auch CFS – und an einer echten Hilfe für beide Krankheiten forschen.« (Thomas K., Herxheim).

Dieser Leser betont die Gleichartigkeit von ME/CFS und dem Long-Covid-Syndrom und weist sachkundig auf unbearbeitete Probleme beim ME/CFS hin. Ein weiterer, sehr aussagekräftiger Leserbrief zum gleichen Artikel lautet folgendermaßen: »Hervorragender Artikel, schon beim Lesen fällt auf, wie ähnlich die Long-Covid-Symptome denen von ME/CFS sind. Leider klingt im Artikel schon an, dass auch die Long-Covid-Patienten ein ähnliches Schicksal wie ihre Leidensgenossen mit ME/CFS erwarten könnte: Inkompetenz und Unverständnis bei Medizinern, eine ratlose Gesundheitspolitik, die auf eine »international vereinbarte Definition« wartet und mit dieser Zögerlichkeit Krankenversicherungen und Sozialgerichten den Vorwand zur Untätigkeit liefert nach dem Motto: ›Das ist ja keine anerkannte Krankheit‹.« (Patrick A., Altrip)

Dieser Leserbrief zeigt ebenfalls schwerwiegende Probleme auf: Die weit verbreitete Unkenntnis über das ME/CFS, das Hinausschieben der Anerkennung als eigenständige Erkrankung und die Schwierigkeiten bei der sozialmedizinischen Beurteilung. Diese Erkrankung ist schlimm genug, aber die verletzenden

Sprüche, der andauernde Verdacht, alles sei nur psychogen, die Stigmatisierung, der soziale Abstieg und die Isolation machen für die Betroffenen alles noch viel schlimmer. All diese belastenden Probleme erschweren unnötigerweise das Leiden der ME/CFS-Patient:innen.

Natürlich ist es wünschenswert, dass Patient:innen auf Missstände in ihrer medizinischen Betreuung hinweisen. Aber es ist nicht die primäre Aufgabe von ihnen, sondern von der Medizin, die Problem zu erkennen und anzugehen. Im Sinne der Patient:innen und einer ethisch ausgerichteten Medizin müssen sie jedoch möglichst rasch und umfassend gelöst werden.

Dazu muss in einigen Bereichen umgedacht und die Herangehensweise an das ME/CFS geändert werden. Mit wiederholten Facharztkonsultationen, die meist dazu führen, dass auf ihren jeweiligen Spezialgebieten keine organische Störung vorliegt, kommt man nicht weiter. Benötigt werden nicht nur Fachärzt:innen für Organe, sondern vor allem auch Fachärzt:innen für Mitochondrien und Zellorganellen (kleine Zellorgane). Es bleibt beim ME/CFS angesichts des evidenten ATP-Mangels der Zellen einfach unverständlich, warum dieser nicht in das Zentrum der Betrachtungen gerückt wird. Ohne den ATP-Mangel in den Mittelpunkt zu stellen, wird das ME/CFS mit seinen vielfältigen Symptomen weiterhin in Komorbiditäten (Begleiterkrankungen) zersplittert, da die den vielfältigen Symptomen gemeinsame Ursache – ein Zellenergie -Defizit-Syndrom – nicht erkannt wird. Die Symptome dürfen jedoch nicht mit der Krankheit verwechselt werden. Sie weisen lediglich auf krankhafte Prozesse im Körper hin – in diesem Fall auf einen ATP-Mangel bis hin zu einem Zellenergie-Defizit-Syndrom. Die Beseitigung der Symptome trägt zur Linderung des Leidens bei, ergibt jedoch keine Heilung.

Das ME/CFS wird vermutlich durch vielfältige Störungen ausgelöst. Diskutiert werden unter anderem: Chronisch entzündliche Veränderungen, Mitochondriopathien, eine gestörte Mikrozirkulation, ein fehlreguliertes Immunsystems (Auto-Antikörper), verbleibende Covid-19-Viren, Reaktivierung von Epstein-Barr-

Viren oder Herpesviren und Dysregulationen im vegetativen Nervensystem. Selbstverständlich können diese auslösenden Störungen in unterschiedlichen Kombinationen und unterschiedlichen Ausprägungen bei den ME/CFS-Patient:innen auftreten, was die unterschiedlichen Verlaufsformen des ME/CFS erklärt. Aber wie durch einen Trichter münden alle diese auslösenden Störungen in ein Zellenergie-Defizit-Syndrom. Diese zentrale Veränderung in der Energiebildung der Zellen erklärt die Systemische Belastungsintoleranz, die rasche Erschöpfung, die andauernde Müdigkeit, die Lärm- und Lichtempfindlichkeit, die vegetative Dysregulation usw.

Es sind die biologischen Fachdisziplinen – die Zellbiologie, die Evolutionsbiologie und die Systembiologie –, die entscheidend zum besseren Verständnis des ME/CFS (LCS) beitragen. Maik Lehmkuhl, Chefredakteur der Zeitschrift *Die Naturheilkunde*, schreibt dazu im Vorwort des Heftes 6/2021: »Es ist ein spannender Gedanke, ein Bild, eine Metapher, nicht unbedingt eine naturwissenschaftliche Beschreibung, wenn man sich vorstellt, dass der Mensch als multi-mehrzelliger Organismus, als Bausatz von 100 Billionen einzelner Zellen im stetigen Fluss des Werdens und Vergehens, den Ursprung allen Lebens, das Wasser des Ur-Ozeans, in sich bewahrt hat. Das die Zelle umgebende Milieu, der konkrete Raum zwischen den Zellen, die sogenannte extrazelluläre Matrix, hat eine dem Meerwasser vergleichbare Zusammensetzung. Und wie einst den Einzeller im Ur-Ozean, umgibt diese Matrix die Körperzelle, speist sie mit Nährstoffen und nimmt ihre Stoffwechselprodukte auf. Folgt man diesem Bild, so ist leicht erkennbar, dass eine gesunde Zelle nicht gesund bleiben kann, wenn der sie umgebende Ozean verdreckt und verödet. Nur im sauberen Wasser lässt sich gut leben.«

In diesem kurzen Statement sind die zellbiologischen Verhältnisse im menschlichen Organismus treffend beschrieben: Die totale Abhängigkeit jeder Zelle von ihrer Umgebung – von der extrazellulären Matrix.

Aus der intensiven Beschäftigung mit der Evolutionsbiologie, Zellbiologie und Systembiologie ergeben sich für mich folgende dringend notwendige ärztliche Forderungen:

- Eine verpflichtende Weiterbildung über das ME/CFS (LCS), um dadurch eine bessere medizinische Versorgung dieser Patient:innen durch Ärzt:innen und Therapeut:innen in den Praxen, Kliniken und Rehabilitation zu gewährleisten.
- Finanzielle Unterstützung für den Erwerb von Mikronährstoffen und bei anderen hilfreichen alternativen Therapien, wenn sie nachweislich ohne wesentliche Nebenwirkungen sind.
- Schwerpunkt-Praxen für ME/CFS (LCS)-Patient:innen zur raschen Diagnosestellung, Therapie, Information und Fortbildung der Betroffenen über Systemische Belastungsintoleranz, Pacing, Crash, Strategien gegen Rückfälle, gesunde Lebensweise, Umgang mit Schlafstörungen, Schmerzen usw.
- Verbesserung der sozialen Begutachtung und Versorgung.

Nur durch die Umsetzung dieser Forderungen wird man in der Praxis die Unwissenheit, die Oberflächlichkeit, die Stigmatisierung und die Perspektivlosigkeit im Umgang mit dem ME/CFS überwinden. Erfreulicherweise scheint sich in jüngster Zeit doch einiges in diese Richtung zu bewegen: Das NIH (National Institute of Health), die oberste Gesundheitsbehörde der USA, bildete vor Jahren eine Arbeitsgruppe für das ME/CFS und schrieb in einem Blog am 02.02.2017: »Wir anerkennen und empfinden das Leid, das Menschen mit ME/CFS erfahren, und ihre Frustration, dass so wenig bekannt ist und so wenig Forschung betrieben wurde, um Antworten zu finden. (Übers. aus dem Amerik., aus 02.02.2017 director blog).

Auch in Deutschland tut sich endlich etwas: Ende 2021 hat die neue Bundesregierung die Forschung und Versorgung von Langzeitfolgen von Covid-19 sowie dem ME/CFS in den Koalitionsvertrag aufgenommen. Damit wurde ein klares Signal gesetzt, diese

Erkrankung stärker in den Fokus von Lehre und Forschung zu rücken. Heutige und zukünftige ME/CFS (LCS)-Patient:innen können so die Hoffnung schöpfen, dass ihnen ein schwerwiegendes Schicksal wie das von Florence Nightingale oder Saranda T. in Zukunft erspart bleibt.

Anhang

Literaturnachweis

1. Albrecht, H. & Grabbe, H. (06.03.2022). *Long Covid: Atmen und durchhalten.* Zeit Online. https://www.zeit.de/2022/10/long-covid-corona-langzeitfolgen-gesundheit?utm_referrer=-https%3A%2F%2Fwww.google.com%2F
2. August, D., et al. (11.03.2022). *Anhaltend krank nach SARS-CoV-2.* Deutsches Ärzteblatt, Jg. 119, Heft 10.
3. Bell, E., Klimova, T. & Eisenbart, J. et al. (2007). *Mitochondrial reactive oxygen species trigger hypoxiainducible factor-dependent extension of the replicative life span during hypoxia.* Mol Cell Biol. 2007, 25:5737–45.
4. Berg, F. van den (2010). *Angewandte Physiologie: Band 1: Das Bindegewebe des Bewegungsapparates verstehen und beeinflussen.* Thieme Verlag.
5. Biermann, W. (1960). *Influence of cycloid vibration massage on trunk flexion.* American Journal of Physical Medicine 39. S. 219–224.
6. Breuer, M., Koopman, W. & Koene, S. et al. (2013). *The role of mitochondrial OXPHOS dysfunction in the development of neurologic disease.* Neurobiol. Dis. 2013 Mar.; 51:27–34.
7. Bühring, U. (2011). *Praxis-Lehrbuch der modernen Heilpflanzenkunde: Grundlagen, Anwendung, Therapie.* Haug Verlag.
8. Dickreiter, B. (2021). *Arthrose ist heilbar.* Kosmos Verlag, Stuttgart.
9. Dickreiter, B. (2019). *Chronisch gesund statt chronisch krank.* Heyne Verlag, München.
10. Dickreiter, B. (2018). *Prävention und Therapie der Arthrose – Systembiologische Sichtweise.* Erfahrungsheilkunde, 67. S. 140–146.
11. Eckert, N., Grunert, D. & Lenzen-Schulte, M. (2019). *Nobelpreis für die Medizin: Wenn Zellen außer Atem kommen.* Deutsches Ärzteblatt, 116(41): A-1820 / B-1502 / C-1474.

12. Eichinger, U. & Kauffmann, K. (2019). *Der Burnout-Irrtum.* Systemed Verlag, 2. Auflage.
13. Finger, A. M. et al. (2021). *Intercellular coupling between peripheral circadian oscillators by TGF-β signaling.* Science Advances. DOI: 10.1126/sciadv.abg5174
14. Fröhlich, L., Hattesohl, D. B. R., Cotler, J. & Jason, L. A. et. al. (2021). *Studie zur Stigmatisierung von Menschen mit ME/CFS.* In: Journal of Health Psychology. doi.org/10.1177/13591053211027631
15. Hecht, K. & Hecht-Savoley, E. (2013). *Siliziummineralien und Gesundheit: Klinoptilolith-Zeolith.* Spurbuchverlag, Baunach.
16. Heine, H. (2007). *Lehrbuch der biologischen Medizin, Grundregulation und Extrazelluläre Matrix.* Hippokrates.
17. Heine, H. (2005). *Die extrazelluläre Matrix als Attraktor für Verschlackungsphänomene.* Ärztezeitschrift für Naturheilverfahren 46: 5.
18. Henningsen, P. & Martin, A. (2013). *Das chronische Erschöpfungssyndrom.* Deutsche Medizinische Wochenschrift, 138 (1/2). S. 33–38.
19. Jung, K. (2020). *Möglichkeiten und Auswirkungen der Sauerstofftherapie.* Ärztezeitschrift für Naturheilverfahren 11/91, 32. Jahrgang. S. 933–943.
20. Klopp, R. (2007). *Mikrozirkulation im Focus der Forschung.* Mediquant-Verlag.
21. Kracke, A. (2001). *Die Grundregulation nach Pischinger, Schlüssel zum Verständnis der Ausleitungsverfahren.* Sanum-Post 57. S. 17–24
22. Lipton, B. H. (2006). *Intelligente Zellen: Wie Erfahrungen unsere Gene steuern.* Koha-Verlag.
23. Myhill, S., Booth, N. & McLaren-Howard, J. (2009). *Chronic fatigue syndrome and mitochondrial dysfunction.* Int. J. Clin. Exp. Med. 2009, 2(1):1–16. Epub.
24. Nazarov, Vladimir (2012). *Konstruktion des Lebens.* Selbstverlag.
25. Pall, M. (2007). *Explaining ›Unexplained Illnesses‹: Disease Paradigm for Chronic Fatigue Syndrom, Multiple Chemical Sensitivity,*

Fibromyalgie, Posttraumatic Stress Disorder, Gulf War Syndrom and others. Harrington Park (Haworth) Press, New York.

26. Pischinger, A. (1975). *Das System der Grundregulation.* Neubearbeitung Hartmut Heine 2004. Haug Verlag.
27. Plattner, H. & Hentschel, J. (2006). *Zellbiologie.* Thieme Verlag, Stuttgart.
28. Reith, S. (2018). *ME/CFS erkennen und verstehen.* Verlag tredition.
29. Reitz, M. (2006). *Die Chaos-Zellen, Biologie der Krebserkrankung.* Hirzel Verlag, Stuttgart.
30. Richter, H. J. & Heilmeyer, Dr. P. (2009). *Gesund durch Stress! Wer reizvoll lebt, bleibt* länger *jung.* Systemed Verlag, Lünen.
31. Rimpler, M. & Bräuer, H. (2004). *Matrixtherapie, Grundlagen, Prävention, Gesunderhaltung.*
32. Rohracher, H. & Inanaga, K. (1969). *Die Mikrovibration.* Huber Verlag, Bern.
33. Schlotte, H. W. & Wolter, I. (1992). Über die Beeinflussung visueller Funktionen durch Sauerstoff-Mehrschritt-Applikation, *Erfahrungsheilkunde 8.* S. 493–496.
34. Schuhmayer, Dr. W. A. (2016). *Chronisches Fatigue-Syndrom.* VdÄ Verlagshaus der Ärzte.
35. Vernon, S., Whistler, T. & Cameron, B. et al. (2006). *Preliminary evidence of mitochondrial dysfunction associated with post-infective fatigue after acute infection with Epstein Barr virus.* BMC Infect Dis 2006; 31:6:1.
36. Vescovi, Dr. G. (2018). *Uhren, die das Leben stellt.* Atrioc-Verlag.
37. Warnke, U. (2019). *Bionisches Wasser.* Arkana Verlag, München.
38. Warnke, U. (2017). *Bionische Regeneration.* Arkana Verlag, München.
39. Warnke, U. (1996). *Risiko Wohlstandsleiden (3. Aufl.).* Popular Academic Verlagsgesellschaft.
40. Worlitschek, M. (2003). *Die Praxis des Säure-Basen-Haushaltes, Grundlagen und Therapie* (5. Aufl.). Haug Verlag, Stuttgart.